医学护理学基础与实践应用

赵文曼　杨　威　杨飞飞　刘圆圆　李　红　年玉静　主编

上海大学出版社

前　言

现代医疗技术的快速发展势必会带动护理学的不断革新，各科护理学的新理论、新技术和新方法也不断运用于临床。为使广大护理人员尽快适应现代医学及护理学的更新与发展，在临床护理行为过程中切实保障患者安全，我们特组织了一批资深的临床护理专家和高水平的护理管理者，在参考多部相关专业书籍的基础上，认真编写了本书。

本书首先介绍了基础护理，然后对临床各科室常见病、多发病的护理加以重点介绍。全书融汇了现代护理学最新科研成果，体现了当代护理学的水平，在贴近临床护理工作实际的同时，又紧密结合国家医疗卫生事业的最新进展和护理学的发展趋势。

本书系多人执笔，在写作风格上难免有不统一之处，敬请谅解。同时也建议读者在临床使用过程中，参考本书时应根据临床实际情况判断，以避免产生疏漏。

编　者

2024 年 10 月

目　　录

第一章

常见诊疗护理技术操作

第一节　胸腔穿刺术

一、概述

通过胸腔穿刺来抽取积液或积气，可解除肺组织的压力，改善呼吸。可将抽取出的液体行细胞学或细菌学检查，查找癌细胞或抗酸杆菌，以便明确诊断。通过胸腔穿刺抽出胸腔内脓液并辅以胸膜腔冲洗、注药，可以达到治疗的目的。

二、适应证

(1) 疑有胸壁肿瘤及胸壁结核者。

(2) 胸膜腔内有大量积液或积气者。

(3) 单纯性脓胸/化脓性脓胸膜炎或局限性脓胸者。

三、禁忌证

(1) 有严重出血倾向者。

(2) 肺气肿者。

(3) 活动性肺结核及支气管胸膜瘘者。

（2）休息与活动。卧床休息是预防电极脱位最有效的方法之一。使用埋藏式起搏器的患者卧床 1～3 天，取平卧位或略向左侧卧位，如患者平卧不适，可抬高床头 30°～60°。术侧肢体不宜过度活动，勿用力咳嗽，咳嗽时应用手按压伤口。

（3）饮食护理。卧床期间应给予低脂、易消化、清淡、高营养食品，少食多餐。避免产气类食物，如牛奶、豆浆，以免引起腹胀、腹痛，应协助患者顺利排便。

2. 病情观察

（1）心电监护。向手术医生了解手术情况及起搏频率，持续 24 小时心电监护，观察脉搏、心率和心律的变化。

（2）伤口护理。伤口局部沙袋压迫 6 小时，观察伤口有无渗血情况，周围皮肤有无红肿，按无菌原则每日更换敷料，一般术后 7 天拆线。

（3）预防感染。术后常规应用抗生素，并观察体温变化，术后连续 7 日测体温，每天 4 次。

3. 并发症护理

术后并发症有切口出血、感染及囊袋皮肤坏死等。严密观察伤口处变化，注意切口有无出血、渗血，是否有剧烈疼痛及红肿，囊袋处皮肤有无化脓及破溃等。

4. 心理护理

若安装起搏器后患者主诉有异物感，夜间入睡困难，应给予适当的心理疏导，必要时给予镇静药，向其解释安装起搏器后患者因心率增快而感到不适属正常现象，安慰患者不必担心。

三、健康教育

（1）对使用埋藏式起搏器的患者，教会其自测脉搏，每日 2 次，每次测量时间为 1 分钟。

（2）日常生活中要远离电辐射较高的场所，如微波炉、高压电场等，不做各种电疗，以免电磁场使起搏器失灵。外出时随身携带起搏器卡，便于出现意外时为诊治提供信息。

（3）告知3个月或半年后进行随访，必要时拍胸片并做动态心电图。在起搏器电池耗尽之前应及时更换起搏器。

第三节 冠状动脉造影术

一、概述

冠状动脉造影是指经桡动脉或股动脉放置一根导管至冠状动脉，选择性地向左或右冠状动脉内注入造影剂，从而显示冠状动脉走行和病变的一种方法。

心脏造影术的目的：可检查心脏和大血管的形态和缺损情况，冠状动脉分支有无畸形、狭窄以及交通支分布情况。这是诊断冠心病及明确有无手术指征的重要检查方法。

二、适应证

（1）胸痛不典型，临床上难以确诊。老年人出现心力衰竭、心律失常和心电图异常，而无创检查（如超声心动图或核素）不能确诊。

（2）患者无症状但运动试验阳性或有症状而运动试验阴性者，均可行冠状动脉造影和左心室造影检查来确诊冠状动脉是否有病变。

（3）指导治疗，在考虑对患者进行经皮冠状动脉腔内成形术或冠状动脉旁路移植术时，必须先进行冠状动脉造影和左心室造影，以明确病变的部位、程度以及左心室的功能情况，以便进一步选择手术方式。

1）劳力性心绞痛。对于那些药物治疗控制症状不满意、运动耐量较低的患者，应行冠状动脉造影，以争取治疗。

2）不稳定型心绞痛。此类患者极易出现急性心肌梗死或猝死，当内科治疗症状控制不满意时，应急诊行冠状动脉造影，以便进一步选择手术方式。

3）急性心肌梗死。6小时以内的急性心肌梗死，拟行冠状动脉腔内成形术或冠状动脉旁路移植术时；急性心肌梗死并发心源性休克，应在主动脉内球囊反搏支持下，急诊行冠状动脉造影，以期选择手术方式；急性心肌梗死静脉溶栓治疗不成功，拟行冠状动脉腔内成形术；顽固的梗死后心绞痛，药物治疗难以控制，急诊行冠状动脉造影，以期选择手术方式。

4）曾患心肌梗死，在手术前行冠状动脉造影，以期选择手术方式。手术后心绞痛复发，怀疑再狭窄，拟进行手术治疗者。非冠心病的患者，在行心脏外科手术前常规冠状动脉造影检查，如：50 岁及以上的瓣膜病患者；先天性心脏病，可疑合并冠状动脉畸形；肥厚性梗阻型心肌病。

三、禁忌证

（1）碘过敏者。

（2）严重肝、肾功能障碍及不能控制的全身性疾病。

（3）各种原因引起的发热，感染性心内膜炎治愈未满 3 个月者。

（4）近期有心肌梗死、肺梗死或动脉栓塞。

（5）不能控制的严重充血性心力衰竭。

（6）反复发作较重心律失常，现有较明显的心律失常。

（7）有明显发绀的先天性心脏病。

四、检查前准备

1. 患者告知

检查目的、意义，开始禁食、禁水时间。

2. 患者准备

（1）检查前一晚保证充足睡眠，必要时可以药物辅助帮助睡眠。

（2）检查前 1 天皮肤准备，剃净双上肢、会阴部及腹股沟处毛发，洗净皮肤。

（3）检查前 6 小时禁食水，糖尿病患者注意停用降糖药物。

（4）核对血清 4 项化验单，以防缺漏。

3. 物品准备

静脉切开包，无菌心导管，穿刺针、导引钢丝、扩张管及其外鞘，测压管或压力监测及描记器，消毒巾，血氧分析器材及药品，心血管造影剂，监护仪，急救器材（氧气、除颤仪、人工心脏起搏器、急救药物），沙袋。

4. 检查（治疗）配合

（1）患者进入造影室，上造影床，同时将切口部位准备好。

（2）建立静脉通路，并进行心电及血压监测。

（3）取仰卧位，双手放于身体两侧，进行皮肤消毒。

（4）造影穿刺前给予局部麻醉，以减轻穿刺时的疼痛。

（5）造影进行中密切观察生命体征变化，并重视患者主诉。

（6）完成操作后，退出导管，结扎静脉，缝合皮肤。

（7）局部压迫止血 15 分钟，并加压包扎。

五、护理

（1）造影当日由导管室人员到病房接患者，并做好排便。

（2）造影进行中询问患者感觉，有情况应及时处理。

（3）造影结束返回病房后的护理。

1）经股动脉穿刺的患者，术侧腿应伸直，不要打弯，1 000g 左右沙袋局部压迫 6 小时，平卧 24 小时，以防止穿刺部位出血，同时注意观察足背动脉搏动情况及术侧肢体皮肤颜色、温度及足趾知觉。

2）经桡动脉穿刺的患者，术侧腕部用可调式加压包扎装置止血。患者返回病房后护士应注意观察术侧手臂有无肿胀，手掌颜色及手指知觉，询问患者自觉症状，与导管室医生做好交班。一般 2 小时松解 1 次（根据患者自觉症状及有无出血而定），6 小时后取下加压装置，并用纱布包扎伤口。

（4）造影术后应视患者心功能状况决定其饮水量，以便将造影剂排出体外。

六、注意事项

（1）严格进行无菌操作。

（2）术中随时保证导管内输液通畅，避免凝血。

（3）送导管手法宜柔和，尽量避免刺激静脉，以减少静脉痉挛的发生。

（4）导管进入心腔时，应密切监护。

（5）心导管在心腔内不可打圈，以免导管在心腔内扭结。

（6）预防并发症（静脉炎、静脉血栓形成、肺梗死、心力衰竭及感染）。

第四节　体外冲击波碎石术

一、概述

体外冲击波碎石术（ESWL）是利用高能聚集冲击波，在体外非接触性裂解结石的一种治疗技术，安全有效。通过X线、B型超声对结石进行定位，将震波聚焦后作用于结石，促使结石裂解、粉碎。碎石适应证广泛，多数结石患者可免除手术之苦。

二、适应证

适用于肾、输尿管上段结石，输尿管下段结石治疗的成功率比输尿管镜取石低。

三、禁忌证

尿路结石、远端输尿管有器质性梗阻、结石粉碎后不能顺利排出体外的患者；全身出血性疾病；妊娠妇女；严重心血管病变，心功能不全且不能有效控制；安装心脏起搏器者；急性尿路感染者；血肌酐≥265μmol/L；患侧肾无功能，不能产生足够尿流使结石排出体外；育龄妇女输尿管下段结石等；过于肥胖、肾位置过高、骨关节严重畸形、结石定位不清等，由于技术性原因而不适宜采用此法。

四、检查前准备

1. 患者告知

向患者讲解体外冲击波碎石术的基本过程，检查中可能的不适如疼痛，检查后可能的并发症，如泌尿系统感染、血尿、疼痛等，以取得患者的配合。

2. 患者准备

（1）术前准备常规检查，包括血常规、尿常规、心电图、腹部X线平片、静脉肾盂造影、B 超等检查。

（2）备皮。膀胱结石治疗前要将耻骨上阴毛剃去。

（3）胃肠道准备。术前 3 天忌进易产气食物，必要时术前 1 天给予缓泻药；术晨禁食、禁水。

（4）麻醉镇痛。现在体外碎石机多为低能量碎石机，绝大多数人均不需要麻醉镇痛，少数紧张的患者可肌内注射地西泮，必要时可用哌替啶镇痛，效果能满足绝大多数患者要求。

（5）术中体位。根据 B 超或 X 线定位，嘱患者定位后勿动。例如，输尿管上段结石或输尿管中上段结石可以采取两种体位碎石，可仰卧位或俯卧位。

五、检查配合

（1）将患者置于体位支架上，应安全、舒适、准确，上下支架时注意不要撞伤和跌伤。

（2）在碎石治疗过程中，密切注意观察机器各系统是否正常工作，若有异常，应立即关机，排除故障。

（3）碎石过程中告诉患者尽量不要咳嗽，保持身体放松，呼吸均匀，不要随意移动身体。

（4）在碎石治疗过程中，严密观察患者血压、脉搏、呼吸和心电图等，若有异常情况发生，应立即停止治疗，配合医生处理。

（5）用水槽机治疗时，应注意水温调节，水温一般保持在 35.5~37℃，每次治疗结束后应更换并定时消毒水槽。

（6）输尿管插管者，注意保持尿管通畅，防止脱落。

六、护理

（1）观察患者血尿情况，碎石后出现血尿属正常现象，一般在抗感染治疗后会很快消失。在排石过程中也会有血尿或疼痛出现。

（2）多饮水，每天不少于 2 000~3 000mL。

（3）多运动，如跳跃、跳绳、上下楼梯等。如果是肾下极结石，要做倒立运动，2~3 次/天，每次 5~10 分钟，或者进行理疗，这样有利于结石进入肾盂、输尿管，进而排出体外。

（4）术后使用消炎药物 3~5 天，以防感染。

（5）忌饮酒，少食辛辣食物，保持心情舒畅，避免过度劳累。

（6）碎石后 10 天左右到医院复查，以确定结石是否完全排出。有少数患者由于结石太大或过多，一次治疗不能彻底，需要数次碎石治疗，每次需间隔至少 1 周。

（7）碎石后可遵医嘱口服排石药物，以便促进结石排出体外。

（8）体外超声碎石多在门诊进行，如有不适，应及时就诊。

七、注意事项

（1）术中震波碎石时，机器会发出轰击声以及有些患者会感到轻微不适，不要惊慌，不要变动体位，避免定位不准确，造成碎石不理想。

（2）碎石术后多饮水，增加尿量，能降低尿内盐类的浓度，减少沉淀，起冲刷作用，以利于结石排出，尽可能每天维持尿量在 2~3L。为了维持夜间尿量，除睡前饮水外，夜间起床排尿后应再饮水。

（3）观察尿色、尿量及排石情况，在碎石后会出现肉眼血尿，1~2 天后自行消失。这主要是由于震波时损伤了黏膜所致，鼓励患者多饮水，必要时静脉输液，使其增加血容量，通过多排尿达到内冲洗的目的。

（4）并发症的处理。①肾绞痛。少数患者在结石碎片下移过程中会出现疼痛甚至绞痛，应向患者说明，嘱多饮水；轻者无须处理，重者可给予解痉镇痛药。②石街。因石街阻塞尿路可引起肾积水、感染、衰竭等，故早期发现应及时处理并做好告知。

第五节　排痰训练

慢性呼吸系统疾病患者由于气道内炎症渗出，痰液长期堵塞气道，会加重呼吸道内感染。排痰训练是为了教会患者正确的排痰方法，使患者能够有效地进行咳嗽，排出呼吸道分泌物，从而减轻感染，保持气道通畅，减轻呼吸困难等症状，以便进行正常的生活和活动。

一、操作方法

1. 操作前准备

（1）物品准备：痰盒、面巾纸、漱口水和污物桶等。

（2）患者准备：检查患者的生命体征，评估患者呼吸道痰液阻塞状况；评估患者术前术后身体状况。

2. 操作步骤

（1）向患者及家属说明排痰训练的目的、意义及操作过程，消除顾虑，以便其配合训练。

（2）痰液黏稠而不易咳出者，常用超声雾化吸入法湿化气道，其湿化剂有蒸馏水、0.45%盐水、生理盐水。在湿化剂中可加入痰液溶解剂和抗生素等。

（3）神志清醒、能配合咳嗽的患者，根据病情正确指导其有效地咳嗽、咳痰。①患者取坐位或卧位等舒适体位，双脚着地，身体稍前倾。②让患者先进行5~6次深呼吸，深吸气末屏气，继而咳嗽，连续咳嗽数次使痰到咽部附近，再用力咳嗽将痰排出。③如果患者取坐位，两腿上放置一枕头，顶住腹部（促进膈肌上升）。④咳嗽时身体前倾，头颈屈曲，张口咳嗽将痰液排出。⑤亦可嘱患者取俯卧屈膝位，利用膈肌、腹肌的收缩，增加腹压，且经常交换体位有利于痰液排出。

（4）采用胸部震荡法（图1-1）协助患者排痰。①操作者双手重叠，肘部伸直，将手掌放置于欲引流的部位。②患者吸气时双手掌随胸廓扩张慢慢抬起，不施加任何压力。③从吸气最高点开始，手掌紧贴胸壁，施加适当的压力并轻柔地上下抖动，此动作贯穿于整个呼气期。④胸壁震荡5~7次，每个部位重复3~4个呼吸周期。

（5）久病体弱、长期卧床或排痰无力者，可采用胸部叩击法（图1-2）。①患者取立位，体弱者取坐位或侧卧位。②操作者手指并拢，手背隆起，指关节微屈，使手掌侧呈杯状。利用手腕力量，迅速而有节律地叩击胸壁，震动气道。③叩击时应发出一种空而深的拍击音，边叩击边鼓励患者咳嗽，以进一步促进痰液排出。④叩击部位应从肺底自下而上，由外向内叩击胸壁。⑤每侧肺部反复叩击 1~3 分钟，每分钟 120~180 次。⑥操作时指导患者双侧前臂屈曲，两手掌置于锁骨下，咳嗽时前臂用力同时叩击前胸及患侧胸壁，振动分泌物，以增加咳嗽排痰效率。

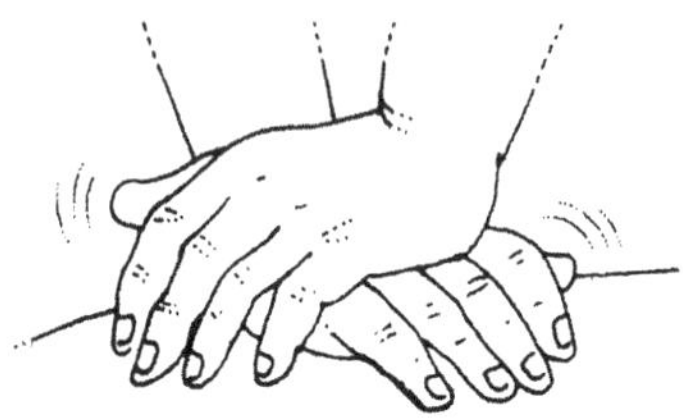

图 1-1 胸部震荡法

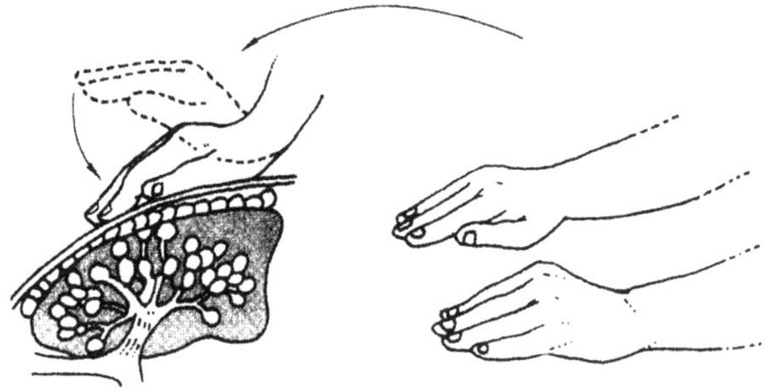

图 1-2 胸部叩击法

（6）排痰训练结束后嘱患者漱口，必要时为患者做口腔护理。记录操作时间、痰量和颜色等。

二、注意事项

（1）操作过程中随时监测患者的生命体征。

（2）湿化气道时，防止分泌物湿化后膨胀阻塞支气管，引起窒息；湿化液温度控制在 35~37℃，防止过高温度引起呼吸道灼伤；湿化时间以 10~20 分钟为宜，防止过度湿化引起黏膜水肿，体内水潴留，加重心脏负担。

（3）胸部叩击部位应避开乳房、心脏及骨突起部位；叩击力量要适中，以患者不感到疼痛为宜。胸部叩击法宜在餐前进行，并在餐前 30 分钟结束，每次叩击时间以 15~20 分钟为宜。

（4）若胸部有伤口，应用双手轻轻按压或扶住伤口，也可用枕头按住伤口，起固定伤口作用以减轻疼痛。身体极度虚弱者或有咯血、心血管状况不稳定、肋骨骨折者禁做胸部叩击。

第六节　呼吸功能训练

慢性阻塞性肺气肿的患者通过呼吸功能训练，能够减轻呼吸困难的程度，提高活动的耐受力。

一、操作方法

1. 操作前准备

（1）物品准备：小枕头、杂志、书、蜡烛及尺等。

（2）患者准备：评估患者生命体征是否平稳；检查肺气肿患者呼吸状况及呼吸形态。

2. 操作步骤

（1）向患者说明呼吸训练的目的、意义及操作过程，取得患者的合作。

（2）腹式呼吸训练（图 1-3）。①帮助患者采取舒适体位，常取立位，若身体虚弱者可取半卧位或坐位，全身肌肉放松，平静呼吸。②嘱患者一手放在胸部，一手放在腹部，以感受自己的呼吸状况。③吸气时用鼻吸入，尽力挺胸，胸部不动，同时收缩腹部，吸气末自然且短暂地屏气，造成一个平顺的呼吸形态，使进入肺的空气均匀分布。④呼气时用口呼出，同时收缩腹部，胸廓保持最小活动幅度，缓呼深呼，以增加肺泡通气量。⑤吸与呼时长之比为 1 ∶ 2 或 1 ∶ 3，每分钟呼吸 7 ~ 8 次。每次训练 10 ~ 20 分钟，每天 2 次，反复训练。⑥操作熟练后，逐渐增加训练次数，延长训练时间，使之成为不自觉的呼吸习惯。

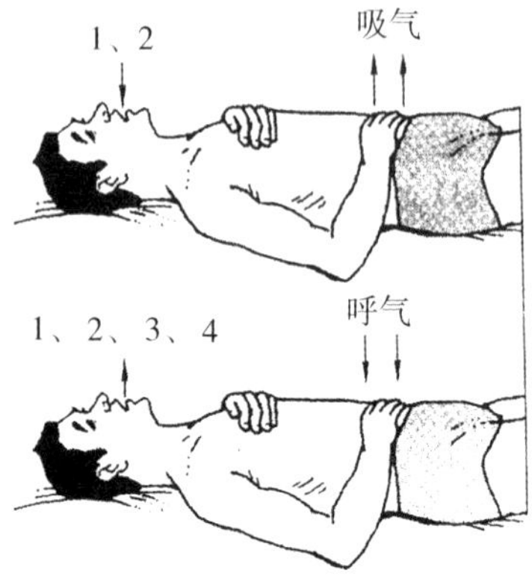

图 1-3　腹式呼吸训练

（3）缩唇呼吸训练（图 1-4）。①患者的准备同腹式呼吸训练。②嘱患者用鼻吸气，用口呼气（用鼻深吸气，用口缓慢呼气）。③呼气时口唇缩拢似吹口哨状，持续缓慢，同时收缩腹部。④吸气与呼气时长之比为 1 ∶ 2 或 1 ∶ 3，每分钟训练 7~8 次。每次训练 10~20 分钟，每天 2 次。⑤缩唇的程度与呼气流量由患者自行调整，以能距离口唇 15~20cm 处并与口唇等高水平的蜡烛火焰随气流倾斜又不致熄灭为宜。⑥缩唇呼气可使呼出的气体流速减慢，延缓呼气气流，防止小气道因塌陷而过早闭合，改善通气和换气功能。

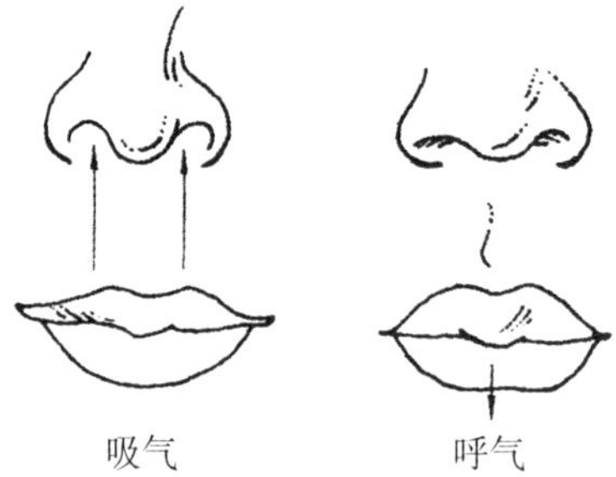

图 1-4　缩唇呼吸训练

（4）也可采取吹气球、吹蜡烛等方法做呼吸功能训练。操作后安置患者至舒适体位；记录呼吸训练的日期和时间，并做其效果评价。

二、注意事项

（1）呼吸功能训练要根据患者的呼吸功能状况制订有效的训练计划。

（2）训练过程应循序渐进，逐渐增加训练强度和训练时间，每次训练的时间应少于30分钟，避免患者疲劳。

（3）训练方法正确、规范，随时观察患者舒适状态，如训练过程中患者有不适感，应停止训练。

第二章

特殊患者的静脉输液治疗和护理

第一节　儿科患者的静脉输液治疗和护理

静脉输液治疗是将大量药液直接滴入静脉的方法，又称补液法。对于儿科护理工作者来说，如何进行及维护好儿童静脉输液是一项非常大的挑战性工作。儿童不仅不同于成年人，而且不同年龄阶段的儿童又有着各自的不同，这些不同点包括生理的、心理的、生长发育的、认知的、情感的等方面。当任何一种治疗实施于儿童的时候，护士就承担了非常大的责任。因此，从事儿科静脉输液治疗的护士，不仅要具备高超的静脉穿刺技术，而且应具备儿童生长发育等诸多方面的相关知识。为了保护接受静脉穿刺治疗的儿童，考虑一些特殊因素是必要的，比如准确的剂量计算，缓慢的输液速度，选择合适的静脉穿刺部位和穿刺工具，以及采取措施分散孩子的注意力等。

一、小儿静脉输液治疗护理需要考虑的因素

（一）儿童的心理行为因素

儿童在生理上、心理上、认知发育及情绪变化上，都和成年人有很大差异，而且不同的年龄阶段有不同的反应，因此，对儿科的临床护士来说，不管执行怎样的治疗护理操作，都具有挑战性，特别是静脉输液治疗。若能帮助病儿做

好静脉输液前的心理准备，则可以减轻其焦虑、恐惧心理，改善其合作能力。

1. 婴儿期

即 1 月龄至 1 岁，孩子处于感觉运动期，其心理特点如下。

（1）依赖父母。护士应允许婴儿父母陪伴并参与整个静脉输液治疗过程；若父母不能在婴儿身边，则应放一些婴儿喜欢的东西在其身边，如玩具等。护士应尽可能多抚摸、拥抱、亲近患儿。

（2）对陌生人或环境产生焦虑。护士应放缓操作步骤，不使用恐吓的方式；操作应在隔离或单独的房间中实施，不要在婴儿的床边进行；操作期间限制陌生人员进入操作室内。

（3）婴儿处于学习认识感觉运动阶段。护士在操作过程应使用抚摸皮肤、轻声交谈或给予安慰奶嘴等安慰方式，必要时遵医嘱使用镇静药，静脉注射后给予搂抱、抚摸。

2. 幼儿期

即 1~3 岁，孩子由感觉运动期发展到运思前期，形成自主感，除使用婴儿期的各种方法外，应根据其心理特点采用以下方法。

（1）患儿表现出以自我为中心的思维，易激动、哭闹，情绪不稳。对患儿解释操作中可能看到的、听到的和感觉到的事情，重点强调操作中可以用哭或用其他方式表达不舒服的感觉，但不要随意乱动。有的患儿可能表现出消极行为或发脾气，尝试逃跑，这时可使用一些分散注意力的方法，必要时也可进行约束。

（2）患儿语言技巧的掌握及对时间概念的认识有限，沟通时应借助行为动作，使用术语尽量少而简单，可运用游戏的技巧在玩具身上做一些操作示范，让患儿了解整个操作过程。准备工作尽量做到完善，尽量缩短操作前进行准备工作的时间，治疗中常用的操作物品多一些，以免因寻找物品而延迟操作时间。允许患儿自己选择注射的血管并参与操作。

3. 学龄前期

指 3~7 岁，孩子处于运思前期，形成进取心，其心理特征表现是思维上以自我为中心，对语言的掌握能增强，但对时间概念的认识和对挫折的容忍有限。患儿希望自己能够独立，把住院、生病看作是对自身的惩罚，害怕身体受到伤

（三）血管方面的因素

1. 四肢静脉的解剖与走向

上肢浅静脉起于手指两侧，在手背中部互相连接汇成手背静脉网。手背静脉网逐渐合并为两条比较恒定的静脉干，即头静脉和贵要静脉（图 2-1）。

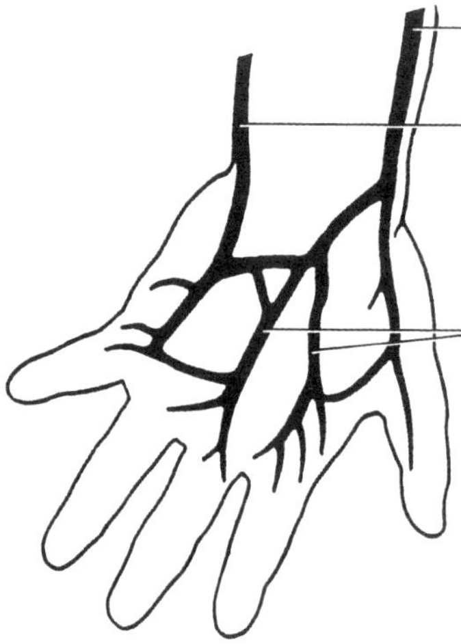

图 2-1　头静脉、贵要静脉

头静脉起于手背静脉网的桡侧端，向上绕过前臂桡侧缘到前臂掌侧面，上行至肘窝处，分出一静脉支，斜向内上方与贵要静脉相连成肘正中静脉，最后注入腋静脉。贵要静脉起于手背静脉网的尺侧端，沿前臂内侧上行，在肘窝以下转入前臂掌侧，至肘窝，继续沿肱二头肌内缘上行，到臂的中点稍下方汇入肱动脉（图 2-2）。上肢的深静脉都与同名动脉伴行，最后汇入锁骨下静脉。

下肢静脉在足背内侧起于足背静脉网，经内踝前方，沿小腿及大腿的内侧上升，在腹股沟韧带下方注入股静脉（图 2-3）。

2. 静脉血管状况

静脉血管状况直接影响静脉穿刺的成败。病理性原因如极度衰竭、严重呕吐、腹泻、脱水、高热的患儿常因血液浓缩、血液循环障碍、血管萎闭致穿刺失败。生理性原因如肥胖、新生儿黄疸等也不容易穿刺成功。

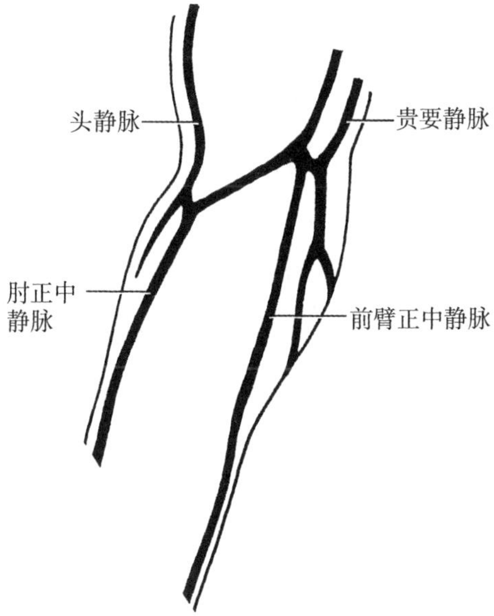

图 2-2 肘部血管

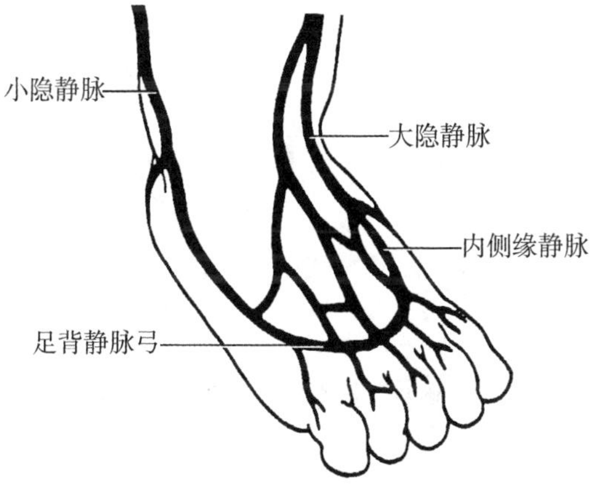

图 2-3 足背静脉网

3. 小儿头皮静脉的解剖和生理特点

头皮静脉与同名动脉伴行，集中流向眼静脉、颈外静脉、颈内静脉，并借导血管与颅内静脉窦相通。小儿头皮静脉极为丰富，分支多，互相沟通，交错成网，在小儿头颅沿额缝、冠缝、矢状缝、人字缝均有静脉分布，包括额正中静脉、颞浅静脉、耳后静脉（图 2-4）等。一般无静脉瓣，易引起颅内感染。头皮静脉血管壁薄，弹性纤维少，静脉腔内压力低，在血液较少时外形易呈扁缩状态。在行静脉穿刺时易造成穿刺失败，血肿形成或误穿动脉、神经。

4. 小儿头皮静脉与动脉的鉴别

静脉外观呈微蓝色，无搏动，管壁薄，易被压瘪，易固定，不易滑动，血液多呈向心方向流动；动脉外观呈正常皮肤色或淡红色，有搏动，管壁厚，不易被压瘪，血管易滑动，血液呈离心方向流动。

5. 进行静脉输液的常用血管

常用的四肢浅静脉有：上肢常用手背表浅静脉、手前臂表浅静脉，下肢常用足背浅静脉、腿部浅静脉。常用头皮静脉有：额上静脉、颞浅静脉、眶上静脉、耳后静脉和枕后静脉（图 2-1~图 2-4）。

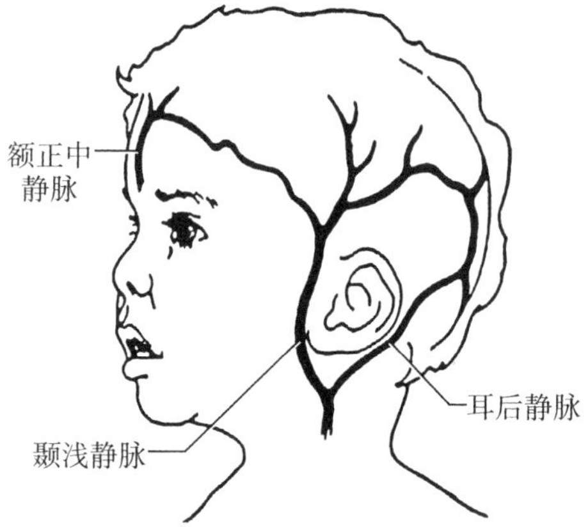

图 2-4　额正中静脉、颞浅静脉和耳后静脉

（四）患儿家长的心理状态

家长的心理状态对患儿和护士有直接影响。临床护士应对家长做好静脉输液治疗的解释，为家长提供心理支持，使其做好心理准备。

（五）临床护士的心理因素

静脉穿刺成功率除与临床护士娴熟的操作技术有关外，还与护士稳定的情绪和良好的心理状态有关。大量研究资料证明，护士不良的心理状态是导致静脉穿刺失败的原因之一。在进行静脉输液治疗时，来自患儿父母的压力、患儿在治疗时的不配合等因素均会增加护士的心理压力，情绪的变化直接影响护士的注意力、意识状态、定势状态及思维状态，导致其中枢协调偏差，出现判断、感觉失误。因此，在整个静脉输液过程中，护士应具有良好的心理素质，在遇到紧张或压力情绪时需要自我调节，排除紧张和压力，在遇到突发紧急情况时要冷静，只有在情绪平稳的条件才能提高静脉穿刺的成功率。

二、儿科静脉输液的实施与护理

（一）静脉输液治疗适应证

（1）补充水和电解质以预防和纠正体液紊乱。常用于因各种原因而失水者，或因某些原因不能进食者，如大手术后，激烈的呕吐、腹泻后等。

（2）纠正血容量不足，维持血压及微循环的灌注量。常用于治疗休克、出血、烧伤等。

（3）供给营养物质，促进组织修复、增加体重，获得正氮平衡。常用于慢性消耗性疾病、不能进食及有胃肠道吸收障碍的患儿。

（4）输入药液达到解毒、控制感染、利尿和治疗疾病的目的。常用于中毒、各种感染、脑及其他组织水肿，以及各种需要静脉输入的药物治疗等。

（二）常用溶液

（1）晶体溶液。分子小，在血内存留时间短，有纠正体内电解质失调的作用。如0.9%氯化钠等渗液、5%葡萄糖溶液接近等渗液、复方氯化钠等渗液、4%碳酸氢钠（碱性溶液）、0.9%氯化铵溶液（酸性溶液）等。

（2）胶体溶液。分子大，在血管内存留时间长，对维持血浆胶体渗透压，增加血容量及升高血压有显著效果。如右旋糖苷、浓缩白蛋白、氨基酸注射液等。

（三）静脉输液用具

1. 治疗车上层

（1）注射盘一套：无菌输液器一套、配药用的注射器及针头，以及头皮针、留置针、肝素帽、输液贴、10mL注射器（内装等渗盐水）、止血带、75%乙醇、2%碘酒、消毒棉签、治疗碗、弯盘。

（2）输液卡、医嘱单、一次性3M绷带、手消毒液、一次性手套。

2. 治疗车下层

网袋、固定板、污物袋、污物盘、锐器盒。

（四）静脉输液留置针及头皮针头的选择

选择原则是在满足治疗需要的情况下，尽量选择最细最短的导管，选择与静脉大小相适应的针头，根据静脉大小及深浅部位而定，同时考虑患儿的年龄、静脉局部的条件、输液目的和种类、治疗时限及患儿的活动需要。一般头皮静脉和四肢静脉选用5.5~6.5号针头比较适宜。留置针选用24G适用于新生儿和小儿患者。

（五）静脉输液穿刺血管的选择

1. 选择合适的穿刺血管

小儿静脉注射较成年人难度大，因为不易取得小儿合作，所以其血管选择具有重要的意义。根据小儿年龄、治疗目的以及小儿的具体情况，选择合适的血管。从整体的解剖角度来说，小儿的头皮静脉、手足浅静脉都适合于静脉注射。

（1）小儿从出生至3岁这一时期，头部皮下脂肪少，静脉清晰表浅，呈网状分布，血液可通过侧支循环回流，因此，这个时期的小儿宜选用头皮静脉穿刺。

（2）3岁以上的患儿头皮皮下脂肪增厚，头发厚密，血管不清晰，不利于头皮静脉的穿刺。宜选择四肢静脉，一般选用手背静脉、足背静脉、股静脉、肘窝静脉、踝静脉等。对慢性疾病患儿宜于远心端选用，对于严重脱水、血容量不足或须快速输液者，以及注入钙剂、50%葡萄糖、甘露醇等药物的情况，宜选用肘静脉和大隐静脉，一般治疗宜选头皮静脉和四肢静脉。

（3）对于肥胖儿应选择粗大易摸的静脉，或谨慎按解剖部位推测出静脉的位置。

（4）对于3岁以上肥胖儿或肾疾病致全身水肿者，由于其四肢血管不易看清，也应首选头皮静脉。

2. 静脉输液避免穿刺的部位

（1）关节部位。

（2）静脉已硬化者。

（3）有并发症的区域，如出现静脉炎、感染、渗漏、血肿等。

（4）静脉曲张影响循环的部位。

（5）禁忌部位远端或附近区域。

（6）患侧肢体及手术同侧肢体。

（7）不应在同一肢体反复穿刺。

3. 穿刺方法

穿刺前要“一看二摸”。“一看”就是仔细观察血管是否明显，看血管的深浅度。瘦的患儿多半血管较浅，肥胖的患儿多半血管较深，不易看见。凸出皮肤平面的血管较浅，平或略凹于皮肤平面的血管较深。要选走向较直的血管，静脉大多呈蓝色，动脉和皮肤颜色一样或呈浅红色，因此要注意鉴别。“二摸”就是凭手感摸清血管走向和血管弹性，弹性好的血管，触摸感觉软，易被压瘪，触之无疼痛感。弹性差的血管，触摸感觉硬如条索状，不易被压瘪，触之有疼痛感。动脉可以摸到搏动。

4. 进针手法

根据进针时针头与皮肤所成角度不同分直刺法、斜刺法和“挑起进针”法。

（1）直刺法。指在欲穿刺的静脉上，针头与皮肤呈10°~45°角，针头斜面向上，右手持针，左手绷紧皮肤，通过皮肤将针头直接穿入静脉。直刺法适合于小儿头皮静脉、手背及足背浅静脉、指（趾）间静脉。

（2）斜刺法。指在欲穿刺的静脉旁侧，距静脉1.0~1.5cm，针头与皮肤呈20°~30°角，将针头刺入静脉。斜刺法适用于肘静脉、大隐静脉等。

（3）“挑起进针”法。指细心地把针头刺入血管肌层，将针放平，针尖稍微挑起，使血管壁分离，使针尖的斜面滑入血管内，这时会有一种“失阻感”及“腾空感”。即使无回血，针也已进入血管，这时即可注射。对于失血或脱水的患儿，因其血管充盈度差，血管扁平甚至萎陷，静脉穿刺应采用“挑起进针”法。

（六）小儿静脉留置针操作方法

1. 用物

消毒皮肤用物，3M 无菌透明敷料，止血带，固定板，24G 静脉留置针及静脉肝素帽，输液装置。

2. 穿刺方法

（1）严格进行无菌技术操作。

（2）检查留置针包装完整性和有效期限，打开留置针包装，去除针套，旋转针芯 360°，以消除套管针和针芯的粘连。

（3）常规消毒穿刺部位，扎止血带，左手绷紧皮肤，右手拇指与示指握住留置针回血腔两侧，稳定穿刺手势。

（4）以 15°~30°角缓慢进针，见到回血后，降低穿刺角度，将穿刺针顺静脉走行方向推进少许，右手固定针翼，左手退出少许针芯，使针尖在外套管内，顺静脉走向推进穿刺针，以保证外套管在静脉内。

（5）松开止血带，右手示指和中指按压两侧针翼，左手抽出针芯。

（6）用 3M 无菌透明敷料固定留置针，并注明日期、时间及穿刺者姓名。

（7）连接静脉输液装置。

（七）头皮静脉输液法操作流程

1. 用物

消毒皮肤用物，输液贴，止血带，3M 无菌透明敷料，24G 静脉留置针及静脉肝素帽，输液装置。

2. 步骤

（1）备齐用物到床前，做好患儿及家属的解释工作，对有理解能力的患儿，说明操作方法和目的，争取合作；对理解能力差或不能理解的患儿，需 1 名助手协助，使患儿取平卧或侧卧位，固定其躯干、肢体及头部。将内盛等渗盐水的注射器接上头皮针，排净空气。

（2）选择穿刺静脉。操作者立于患儿头端，寻找较粗的直的头皮静脉。剃净穿刺部位的毛发。

（3）穿刺。常规用75%乙醇消毒穿刺部位的皮肤，待干。排净头皮针内空气，操作者左手拇指、示指分开固定血管两端并绷紧皮肤和固定血管。操作者的右手拇指、示指持针柄，针头与皮肤呈15°~20°角，针尖斜面向上，快速刺进皮肤后，针头与血管平行，缓慢刺入血管。穿刺时用力要均匀，当针头进入血管腔时，稍有落空感，此时可见回血。如果血管过细或患儿呕吐、腹泻丢失大量水、电解质，致血容量不足，血管充盈度差，穿刺时常无回血。当有针头进入血管的落空感时，可回抽注射器，此时往往有回血。如没有回血，但试推顺利，穿刺局部无肿胀，液体滴入顺畅，也表明穿刺成功。

（4）固定。穿刺成功后用3M透明通气胶布加强固定头皮针。用胶布横贴固定针柄，然后用胶布加强固定头皮留置针，最后用胶布横贴固定头皮留置针，并标上留置日期、时间和操作者。固定稳妥后，取下注射器，连接预先准备好的输液器。

（5）调节滴速。接上输液器后，根据病情、年龄和药物性质调节输液速度。儿童一般每分钟20~40滴，新生儿遵医嘱调节输液速度。

（6）协助患儿取舒适卧位。整理床单位，清理用物。

3. 静脉输液注意事项

（1）在对危重患儿进行静脉输液穿刺操作过程中，应密切注意观察患儿的面色和生命体征，切不能只集中注意寻找静脉穿刺而忽略了病情的变化。

（2）严格执行无菌操作及查对制度。输液中须加药时，注意药物的配伍禁忌。

（3）严防空气进入静脉，输液前必须排空输液管内的气体，输液中及时更换输液瓶（袋）或添加药液，防止药液滴空，输完后及时拔出针头，保留静脉留置针。

（4）掌握输液原则。输液中遵循“先快后慢，先浓后淡，先盐后糖，见尿补钾”的原则。当患儿输用几种不同的晶体和胶体溶液时，应根据病情分批交替输入。

（5）根据患儿的年龄、病情、药物性质调节输液速度。一般成年人每分钟滴入40~60滴，儿童每分钟滴入20~40滴。体弱、婴幼儿、心肺疾病患者输液速度宜慢；严重脱水，心肺功能良好者速度可适当加快；输入高渗盐水、含钾药物、升压药物等滴速宜慢。

（6）加强巡视，注意观察患儿有无全身反应，药液滴入是否通畅，针头或输液管有无漏液，针头是否脱出、阻塞、移位，输液管有无扭曲、受压。另外，注意观察输液局部有无红肿或皮肤变白、变紫、出现水疱或有明显坏死等，发现异常应及时处理。

（八）小儿静脉输液全程的血管维护措施

（1）选择合适型号的静脉留置针或头皮穿刺针头。在不影响输液速度的前提下应尽量选择小号的穿刺针，以减少血管壁的损伤面，利于血管的自我修复。头皮钢针一般用4.5~5.5号，留置针24G，值得注意的是在选择静脉留置针时，要克服宁大勿小的误区，因为儿童血管直径小，相对小号的留置针进入机体血管后会漂浮在血管中，可减少机械性摩擦及对血管内壁的损伤，从而降低机械性静脉炎及血栓性静脉炎的发生概率。

（2）选择合适的血管和合理使用血管。对于长期输液的患儿，选择血管应按“从远端到近端，从小静脉到大静脉”的原则，避免在同一根血管上反复多次穿刺。当输入高浓度的药液、营养液、对血管刺激性较强的药物及化疗药物时，应选择较粗且直的血管穿刺，并交替使用静脉，特别是进行化疗时，应每次更换血管，以保证血管有进行自我修复的时间。静脉留置针输液时尽量避免下肢静脉穿刺，因下肢静脉瓣多，血流慢，输液加大了发生静脉炎的可能性，如须下肢输液，应抬高下肢20°~30°以加快血液回流，减少对下肢静脉的刺激。

（3）选择合适的固定方法。一般情况下，小儿对静脉输液的反应强烈，哭闹不配合，同时自我约束力差，注射部位活动过度，易碰撞钢针而导致穿破血管壁使药液渗出，局部水肿。因此，穿刺成功后应强调针尖的固定处理，避免针尖在血管内的摆动，降低针头对血管壁的损伤。如在四肢浅静脉穿刺，应用小夹板固定，松紧要适度，过松达不到目的，过紧影响肢端血液循环。手部静脉穿刺后用手板固定，置板于手心侧，手板上部超过腕关节，用两条长胶布固定，一条固定于腕上，另一条固定于掌指关节处。手掌面腕部静脉穿刺时，置板于手背部，手板上部超过腕关节，必要时用手纸、手帕等柔软的物品成一定厚度垫于腕与板之间，使手腕部皮肤平直，用两条长胶布固定上部位。足部静脉穿刺后用板固定，除大隐静脉穿刺后采用足背外侧置板上外，余足部静脉穿刺均宜采用足内侧面置板上，放柔软的物品于足底部，板上部超过踝关节，用两条长胶布固定，一条固定于踝上，另一条固定于掌跖关节处。

（4）根据药物理化性质、病情、年龄和治疗要求调节输液速度。输入对血管刺激性较强的药物时应适当减慢输液速度，既保证输液速度适合治疗的要求，又能尽量减少药物刺激对血管的损害，使患者在相对舒适的感受中和不影响治疗效果的情况下输液。新生儿、危重病儿、使用特殊药液治疗的患儿使用输液泵控制输液速度。

（5）在输液过程中要严格执行无菌技术操作规程，严防输液微粒进入血管。严格掌握药物配伍禁忌，每瓶药液联合用药，以不超过 2~3 种为宜。

（6）采用正确的拔针按压方法，切忌在按压针头时拔针，应采用先拔针后按压的方法，即在针头拔出血管壁后再迅速按压。按压时应沿血管纵行按压，这样才能按压住皮肤与血管上的两个穿刺点，避免针尖与血管的摩擦导致血管内皮损伤和皮下出现淤血。拔针时角度不宜过大，动作宜轻，注意不要揉搓穿刺部位。

（7）使用输液恒温器进行恒温输液，以减少血管刺激症状，从而减轻血管内壁的损伤。尤其是冬天，常温输液可使患者肢体发冷、血管收缩痉挛、疼痛，使静脉炎的发生率增加，而恒温输液可使这个常见难题得到妥善解决。如甘露醇热溶液可使血管扩张、循环加速，避免加压输液对血管壁产生的压力。试验研究表明，甘露醇在 35℃时对血管壁的损伤是最轻的。同时，恒温输液可增加患者的舒适度，并使输液故障明显减少。

（8）输液静脉局部涂药以促进血管损伤的修复。在输液过程中，于输液血管的表浅段皮肤上涂擦解痉止痛的药物能缓解疼痛，起到保护血管的目的，如万应止痛膏、山莨菪碱及利多卡因等。输液完毕后在穿刺静脉部位涂擦具有活血化瘀、消炎止痛、营养修复、软化血管的药物，如喜疗妥，具有非常好的效果。涂擦时应将药膏反复轻揉以使药性渗入皮下被血管壁吸收从而发挥作用，如同时辅以局部湿热敷，则效果更佳。

（9）加强留置针留置期间的护理。保持敷料干燥、清洁，若敷料受潮、污染、卷边松脱，应及时更换。更换敷料时，避免手接触污染穿刺部位。连续输液者，每天更换输液器1次。

（10）如果发生静脉炎，应停止在患肢静脉输液并将患肢抬高、制动，根据情况进行局部处理。处理方法：①局部涂擦喜疗妥。②用50%硫酸镁行热敷，婴幼儿热敷温度不超过40℃为宜，并注意观察局部皮肤。③云南白药外敷可活血、消肿、止痛、通经化瘀，用乙醇或食醋调制，可增加药物渗透性，该药具有抗凝血、抗血栓作用，可阻止损伤部位血凝和血栓形成，降低毛细血管通透性，抑制炎性渗出，促进肿胀消散，从而达到治疗目的。④仙人掌外敷，去掉仙人掌皮和刺，取150g捣烂，加少许盐粒，调匀，敷在患处，厚约0.5cm，上盖一层纱布加软薄膜，以防水分蒸发而降低疗效，每天1次，直到痊愈。

（11）加强健康教育。首先应加强护士对静脉护理的前瞻意识，在输液前、中、后有目的地对静脉进行前瞻性维护，这对保持静脉的最佳状态具有重要的临床意义。同时应加强对输液患儿及家长的健康教育，以解除患者对输液的恐惧、紧张心理，因为患儿及家长往往对静脉护理知识知之甚少，且在输液过程中常因无知而致使静脉机械性损伤的机会增加。应在静脉维护知识方面加强对输液患儿及家长的宣教，提升其护理静脉的意识和能力。

（九）小儿手足及输液固定原则

（1）使用最少的制动装置。

（2）不影响评估与监测。

（3）不可以用绷带卷缠绕固定。

（4）不妨碍治疗。

（5）正确使用固定板。

第二节　老年患者的静脉输液治疗和护理

随着社会的进步和经济的发展，世界各国人民生活水平的不断提高，人类的寿命也越来越长。根据世界卫生组织对老龄化社会的划分标准，1999年底我国60岁以上人口已占总人口的10.09%，全国老年人口总数已近1.3亿人，标志着我国开始进入老龄化社会。同时，我国也是世界上人口老龄化速度最快的国家之一，1990年，我国老年人口已占世界老年人口比例的20%，到2025年将达到24%，即世界上每4~5个老年人中，就有1个中国老年人。

由于年龄的增长，老年人全身各系统、各脏器功能发生退行性变化，其生理、心理、社会适应能力也在发生着变化。变化的特点：适应能力减退，抵抗力低下，自理能力下降。因此，老年患者常常出现多脏器功能衰竭，他们常会因外界的一些不良因素而生病。老年患者占住院患者的比例越来越高，针对老年患者的治疗和护理变得越来越重要。

一、老年患者静脉输液概述

（一）老年患者血管的生理病理变化

1. 血管解剖

血管壁分3层，即外膜、中膜、内膜，每一层由不同的物质组成，发挥着不同的作用。

（1）外膜。血管最外一层，由弹性纤维和疏松组织组成，主要作用是支持和保护血管。

（2）中膜。静脉的主要组成部分，由弹性蛋白、胶原、平滑肌纤维组成，主要作用是维持血管壁的张力，有收缩、舒张的功能。

（3）内膜。血管的最里层，由内皮细胞、基质膜组成，内膜非常光滑，血液能在血管内畅通无阻地流动，它能分泌肝素及前列腺素，起抗凝作用。

2. 生理病理变化

随着年龄的增加，老年人血管的结构也发生着变化。

（1）内膜。增厚、粗糙，管腔狭窄，血流速度减慢。

（2）中膜。纤维化、脂肪化、钙沉积。

（3）外膜。组织松弛，弹性纤维磨损，血管弹性降低。

由于血管结构发生变化，导致血管的脆性增加，弹性及韧性减弱，血管硬化，易滑动。老年人消瘦、机体功能衰竭、体胖、水肿的现象较常见，血管滑而不易固定。

3. 皮肤改变

皮肤老化，皱纹增加，皮下组织疏松，皮肤干燥，表皮菲薄。

（二）患者心理类型及应对措施

1. 精神紧张型

患者会将输液看成一件非常重大的事情，输液前常出现紧张、焦虑的情绪。应对措施：

（1）希望法。直接向患者介绍通过输液治疗可以治病，使患者增加康复的信心，增强对穿刺疼痛的耐受力。

（2）注意转移法。输液时护士在病床边与患者沟通、闲聊，如了解他们目前的治疗效果、生活情况等，以分散他们的注意力。

（3）遮挡法。对情绪紧张、畏惧，而眼睛又紧盯穿刺部位者，让另一名护士或患者家属遮挡患者视线，或让患者头转向另一侧以分散其注意力。

（4）鼓励法。直接鼓励患者增强对输液的耐受力。

2. 久病成医型

患者由于反复住院，对静脉输液已司空见惯，他们对输液治疗总结了不少“经验”，他们不但不害怕输液，可能还会干预护士的穿刺，比如指定某一只手或某一条血管让护士穿刺，并要求穿刺时不能有痛感等。

应对措施：护士应先稳定自己的情绪，相信自己的技术，做到不受患者的干扰，如穿刺时不能按照患者的要求做，要预先做好解释工作，避免不必要的误解或纠纷。

二、老年患者静脉穿刺的流程及提高穿刺成功率的方法

（一）一般情况的评估

（1）输液前先评估患者的病情、合作程度、心理的稳定性。

（2）评估输液量、输液的性质，包括高渗、等渗，酸性、碱性等。

（3）评估患者的血管，包括大小、长度、弹性、硬度、部位、滑动度等。

（4）评估患者的痛觉，即其敏感还是不敏感。老年患者对痛觉的敏感性差异很大，有些患者对轻微的疼痛都会反应强烈，但有些患者末梢循环差，感觉

减退，即使很痛也感觉不明显。

（5）环境，包括灯光的明亮度、杂音、有无其他人员的干扰等。

（二）护士的心理准备

护士的自信心对静脉穿刺的成功有着直接的影响，相信自己，不受外界干扰，将大大提高静脉穿刺的成功率。如果护士的心理状态不佳，会直接影响穿刺的成功率。

1. 导致静脉穿刺失败的心理表现

（1）胆怯：表现为给领导、熟人进行穿刺时担心自己不能一次成功。

（2）焦虑：表现为对自己没信心，特别是面对老年人细、滑血管时。

（3）倔强：表现为不服输，第一次穿刺不成功后不甘心，一针接一针反复穿刺，增加患者的痛苦。

（4）紧张：表现为手抖，手心出汗，面部发红，多见于年轻护士。

（5）烦躁：表现为心神不安，穿刺时不能集中精力，多见于工作繁忙、疲劳者，月经期或与其他同事关系相处不好时。

（6）骄傲轻视：表现为不重视、盲目乐观，选血管、进针时漫不经心。

2. 提高静脉穿刺成功率的方法

（1）增强自信心：对自己的技术充满信心，相信自己。

（2）稳定情绪：穿刺前忘却一切不愉快的事情，保持轻松的心情。

（3）细心：选择血管时细心、耐心，选择弹性好、较固定、无静脉瓣、较直的血管。认真细致地选好血管是穿刺成功的首要条件。

（4）排除外因的干扰：不受患者、家属、杂音、灯光等的干扰。

（5）重视、认真对待每一次穿刺：将每一次穿刺都看成是一件重大的事情。

（三）用物准备

根据评估结果，准备充足、齐全的物品是穿刺成功的物质保障。如物品准备不全，会影响穿刺效果。详细内容见相关章节。

（四）老年患者外周静脉的选择

1. 外周静脉选择总原则

（1）一般选择粗、直、可见、弹性好、容易固定、不易滑动和血流量较大的血管。

（2）先远端，后近端（留置针除外）；先上肢，后下肢（尽量不选下肢血管）。

（3）选择皮肤完整且皮肤弹性良好部位的血管。

（4）根据输液量、液体的性质选择不同的血管。如：等渗溶液、输液量500mL以内，可选择小血管；高渗溶液、输液量1 000mL以上，应选择前臂以上的大、中血管。

2. 选择静脉的注意事项

（1）避免选用关节部位、受局限部位的血管，避开静脉瓣。

（2）滑动、硬化、条索状的血管不宜选。

（3）外伤、受损伤未愈或不完整的血管不宜选。

（4）皮肤破损部位的血管不宜选。

（5）有疼痛感的血管不宜选。

（6）穿刺点应避开新穿刺过的进针点。

（7）偏瘫肢体或失用综合征的肢体尽量不选。

（8）有深静脉栓塞肢体的血管不宜选。

（五）老年患者静脉穿刺工具的选择

老年患者多伴有慢性病，病程长，血管壁硬化，管腔狭窄，增加了穿刺的难度，因此，外周静脉穿刺时选择合适的穿刺针显得尤为重要。针头进入血管内越长对血管壁的机械性刺激和损伤面积越大，损伤程度越严重，红细胞及其血浆成分渗出越多，血管瘀血越明显，易继发血栓形成。因此，老年患者宜选择针梗短、细和针尖斜面短并能满足输液需求的头皮针。

大量临床实践证明，5.5号头皮针针头在老年患者输液中应用效果最佳。使用5.5号头皮针可减少皮肤与表皮的接触面，刺过皮肤时阻力小，容易穿刺，且对皮肤刺激小，疼痛较轻，可降低患者的不适感，对血管的损伤小，并能提高穿刺成功率，减少拔针后产生出血和淤血的现象，对长期输液者有保护血管的作用。

（六）穿刺角度

针对不同的血管可采用不同的穿刺角度，静脉的深度与进针角度成正比。

（1）粗直静脉进针角度为30°~40°，甚至可提高到60°角进针。原理：进针角度越大，头皮针穿刺的皮孔与静脉血管壁针孔的水平距离越短，可减少对皮下组织及神经末梢的刺激，使痛觉降低。

（2）表浅、细静脉尤其是皮肤菲薄者进针角度宜小，一般为10°~20°。

（3）在血管的上方进针痛觉小，在血管的侧面进针痛觉比较明显。

（七）滑动血管的穿刺方法

在穿刺点上方固定血管，穿刺点下方绷紧皮肤，穿刺皮肤后，头皮针先随血管移动，将滑动血管逼到一边使其不能动后，快速进针，这样成功率高。

（八）穿刺注意事项

（1）选择合适的穿刺针，宜短、细，能满足输液要求即可。

（2）针头、导管应固定牢固，必要时可以用小木板加固。

（3）输注高渗溶液、刺激性溶液时应选大血管。

（4）扎止血带时间不超过2分钟，不宜扎得过紧。

（5）输注溶液不宜过冷，宜接近室温，保持在25~35℃。

（6）穿刺时绷紧皮肤。

（7）扎止血带后不宜拍打血管（因为扎止血带后血液回流受阻，管腔充盈，拍打会引起血液振动，刺激管壁神经末梢引起疼痛，患者心理上不愿意接受）。

（九）固定方法

老年患者外周静脉穿刺的固定方法与其他成年人基本相同。头皮针三条胶布固定法：第一条固定针翼；第二条固定穿刺点（固定于小纱布上，如使用输液贴则为带纱布的一条）；第三条固定头皮针软管或输液管。

输液过程中如须移动、如厕、检查等，先检查针头位置及固定情况，再检查连接是否牢固，活动时最好有人陪伴，并定期检查输液部位及连接管，防脱管、堵管或渗漏。

（十）其他提高穿刺成功率的有效方法

1. 扎两根止血带法

（1）适应证：适用于消瘦、血管不固定、不充盈的老年患者。

（2）方法：①手背，一根于腕关节上方，一根于第 2~5 指的第一指节处。②足背，一根于踝关节上方，一根于足部第 1~5 跖骨处。

2. 易见回血法

（1）调节器高调法。调节器紧贴墨菲滴管下端，一般情况适用。

（2）调节器高调输液瓶低位法。调节器如上法高调，但输液瓶低于穿刺点。这样，头皮针斜面一进入血管，血液很容易回到针管内。

（3）输液瓶低位法。常规排气后夹紧调节器，另一人一手拿输液瓶并低于穿刺部位，当穿刺针进入皮下后，一手放开调节器，进入血管后血液立即回流入针管。

（4）手捏输液器下段法。护士将输液器下段反折，穿刺针进入皮下后立即松开反折处，刺入血管可马上见回血。

3. 局部血管扩张法

适用于因消瘦、血管不固定、不充盈、不显露、肌张力低下、衰竭及无力握拳的患者。

（1）外涂血管扩张药法。①将 1%硝酸甘油涂在手背上，并湿热敷局部 3 分钟。使表浅小静脉迅速充盈。②用棉签蘸阿托品注射液适量，涂擦穿刺皮肤 8~12 次，2~5 分钟。小静脉迅速充盈。③2%山莨菪碱，擦拭皮肤 4 次。适用于血管弹性差，脆性大，血管细，看不清的血管。

（2）热敷法。使局部组织温度升高，改善血液循环，使血管扩张，静脉充盈暴露。主要适应于循环差，静脉塌陷，难以穿刺的血管。

4. 非握拳穿刺法

被穿刺手自然放松，护士左手将患者的手固定成背隆掌空握杯状。目的是充分暴露手背各部位血管，提高穿刺成功率。

5. 手指推、压法

用大拇指轻按欲穿刺的静脉，由近心端向远心端轻按，推行 3~5cm，再由远心端向近心端推行。目的是让静脉充盈，易于穿刺。

6. 穿破血管后的补救法

适用于血管难找的老年患者。扎穿血管后，针头缓慢往外撤，见有回血时停止，松止血带，立即用手指重压扎穿部位 1 分钟，然后再打开调节器输液；或在往外撤见回血时，将针头再往前送少许，使针头超过原来扎穿部位，这样可顺利输液，并可避免渗漏。

三、老年患者静脉输液的其他要点

（一）拔针方法

评估患者为输液结束，方可拔针。拔针流程如下：

（1）固定针翼，撕开固定软管或输液管的胶布。

（2）撕开固定小纱的胶布或覆盖于穿刺点上的输液贴（带有纱棉）。

（3）撕开固定针翼的胶布，关调节器。

（4）右/左手持针翼，左/右手拿棉签轻放于穿刺点上方，纵向放置（与血管平行），当针头将拔出血管壁时，快速拔出，另一手纵行向下压，按压力量以皮肤不出现凹陷为准。这样可大大减少拔针的疼痛。

（5）按压点。两点同时按，两点即穿刺皮肤点和进血管点。注意：若在针头未拔出血管时就用力按压血管，会使针头与血管壁发生摩擦，形成剪切力，造成血管机械性损伤。

（二）血管预防性保护方法

（1）根据病情、药物的量和性质，有计划、分步骤选择穿刺血管。

（2）由远端至近端，由细至粗。

（3）长期输液患者，如化疗、ICU 患者或需输注高渗液体者宜选用中大静脉，并经常更换不同血管。

（4）导管留置时间不宜过长。

（5）凡穿刺过的血管，不管是否有血肿、硬化、静脉炎等，都应每天用喜疗妥软膏少许外揉1~2次，这样能使血管快速恢复。

（三）预防液体外渗的方法

输液过程中如观察巡视不及时，会发生药液渗漏的现象；拔针后由于按压的位置、时间、手法等不正确也可导致液体或血液外渗，造成穿刺部位青紫、瘀斑等局部并发症。为防止这些情况的发生，可采用下列方法。

（1）提高护士的穿刺技术，避免反复进退针头。

（2）加强护士责任心，加强巡视观察，发现问题并及时解决。

（3）避免药物浓度过高和输液速度过快对血管的损伤，输注对血管刺激性大的药物，如高渗液体、红霉素、化疗药物时，应选择粗大血管，注意控制适当的滴速。

（4）拔针后避免发生药液渗漏的方法。

1）平卧举手曲肘90°：拔针后输液侧上肢在平卧体位时，曲肘90°并举手2~3分钟。坐位及站立位：将输液侧上肢举起，手超过头顶水平维持2~3分钟。

2）按压部位正确：进皮肤点和进血管点。

3）不宜马上活动，如上洗手间、检查等。

（四）输液局部并发症的处理方法

由于老年患者生理功能处于退行状态，输液肢体有时会出现不自主的活动，且静脉输液时间较长，故出现局部渗漏、红、肿、热、痛等静脉炎症反应的概率较高。处理方法除上述介绍外，还可采用以下方法。

1. 喜疗妥霜剂外揉法

喜疗妥霜剂是一种外用型药物，含有黏多糖类物质，能有效地控制炎症，改善患处的血液循环，吸收渗液，治愈水肿。其药性温和，易于吸收，对皮肤及其他组织无刺激作用，可反复应用。

用法：将少许涂于患处，再轻轻按摩1~2分钟，每天可涂擦3~5次。注意：不要在开放性伤口、黏膜或眼睛上直接涂药。

2. 马铃薯片外敷法

马铃薯（又称土豆），性和味甘，具有和胃调中，益气健脾、消炎、活血、消肿之效。冷敷可使表皮毛细血管收缩，并可提高痛阈。

用法：新鲜马铃薯洗净后切成 1～2mm 薄片，直接敷于患处，根据外渗的面积，选择一片或多片马铃薯片将该部位完全覆盖，30 分钟更换一次，至患处不适感消失。每天可敷 2～3 次。

3. 冷敷

主要用于抗肿瘤药物及对组织有强烈刺激的药物的外渗治疗。

方法：用冰敷或冬天直接用自来水湿敷，每天敷 2～3 次，每次 20～30 分钟。

4. 热敷

主要用于比较平和的药物和血管收缩剂的外渗治疗。

方法：40～50℃水湿敷，用热水袋热敷，每天 2～3 次，每次 20～30 分钟。

5. 75%乙醇外敷

适用于急性期的渗出、红肿等局部症状。

方法：纱布沾 75%乙醇均匀地覆盖在患处，每天 2 次，每次 20～30 分钟。

第三章

呼吸内科疾病的护理

第一节 呼吸衰竭

呼吸衰竭指各种原因引起的肺通气和（或）换气功能严重障碍，以致在静息状态下亦不能进行足够的气体交换，导致低氧血症（伴或不伴）高碳酸血症，进而引起一系列的病理生理改变和相应的临床表现的一种综合征。其临床表现缺乏特异性，明确诊断有赖于动脉血气分析：在海平面、静息状态、呼吸空气条件下，动脉血氧分压（$PaCO_2$）$<60mmHg$，伴或不伴二氧化碳分压（$PaCO_2$）$>50mmHg$，并排除心内解剖分流和原发于心排血量降低等致低氧因素，可诊断为呼吸衰竭。

一、病因

呼吸系统疾病如严重呼吸系统感染、急性呼吸道阻塞性病变、重度或危重哮喘、各种原因引起的急性肺水肿、肺血管疾病、胸廓外伤或手术损伤、自发性气胸和急剧增加的胸腔积液，导致通气和（或）换气障碍；急性颅内感染、颅脑外伤、脑血管病变（脑出血、脑梗死）等直接或间接抑制呼吸中枢；脊髓灰质炎、重症肌无力、有机磷中毒及颈椎外伤等可损伤神经-肌肉传导系统，引起通气不足。上述各种原因均可造成急性呼吸衰竭。

二、分类

1. 按动脉血气分析分类

（1）Ⅰ型呼吸衰竭：缺氧性呼吸衰竭，血气分析特点是 $PaO_2<60mmHg$，$PaCO_2$ 降低或正常。主要见于肺换气功能障碍疾病。

（2）Ⅱ型呼吸衰竭：高碳酸性呼吸衰竭，血气分析特点是 $PaO_2<60mmHg$ 同时伴有 $PaCO_2>50mmHg$。系肺泡通气功能障碍所致。

2. 按发病急缓分类

（1）急性呼吸衰竭：指呼吸功能原来正常，由于多种突发因素的发生或迅速发展，引起通气或换气功能严重损害，短时间内发生呼吸衰竭。因机体不能很快代偿，如不及时抢救，会危及患者生命。

（2）慢性呼吸衰竭：多见于慢性呼吸系统疾病，其呼吸功能损害逐渐加重，虽有缺氧，或伴二氧化碳潴留，但通过机体代偿适应，仍能从事个人生活活动，称为代偿性慢性呼吸衰竭。若并发呼吸道感染，或因其他原因增加呼吸生理负担导致代偿失调，出现严重缺氧、二氧化碳潴留和酸中毒的临床表现，则称为失代偿性慢性呼吸衰竭。

3. 按病理生理分类

（1）泵衰竭：由神经肌肉病变引起。

（2）肺衰竭：由气道、肺或胸膜病变引起。

三、发病机制

各种病因通过引起的肺通气不足、弥散障碍、通气/血流比例失调、肺内动-静脉解剖分流增加和氧耗增加 5 个机制，使通气和（或）换气过程发生障碍，导致呼吸衰竭。

1. 肺通气不足

肺泡通气量减少，肺泡氧分压下降，二氧化碳分压上升。气道阻力增加、呼吸驱动力弱、无效腔气量增加均可导致通气不足。

2. 弥散障碍

见于呼吸膜增厚（如肺水肿、肺间质病变）和面积减少（如肺不张、肺实变），或肺毛细血管血量不足（肺气肿）及血液氧合速率减慢（贫血）等。

3. 通气/血流比例失调

（1）通气/血流>正常：引起肺有效循环血量减少，造成无效通气。

（2）通气/血流<正常：形成无效血流或分流样血流。

4. 肺内动-静脉解剖分流增加

肺部病变如肺泡萎陷、肺不张、肺水肿、肺炎实变均可引起肺动脉样分流增加，使静脉血在没有接触肺泡气进行气体交换的情况下直接进入肺静脉。

5. 机体氧耗量增加

氧耗量增加是加重缺氧的原因之一，发热、寒战、呼吸困难和抽搐均会增加氧耗量。

四、护理评估

（一）致病因素

询问患者或家属是否有导致慢性呼吸系统疾病，如慢性阻塞性肺疾病、重症肺结核、肺间质纤维化等；是否有胸部的损伤；是否有神经或肌肉等的病变。

（二）身体状况

（1）呼吸困难是最早最突出的表现，表现为呼吸浅速，出现“三凹征”，并二氧化碳麻醉时，则出现浅慢呼吸或潮式呼吸。

（2）发绀是缺氧的主要表现。当动脉血氧饱和度低于90%或氧分压低于50mmHg时，可在口唇、指甲、舌等处出现发绀。

（3）注意力不集中、定向障碍、烦躁、精神错乱，后期表现为躁动、抽搐、昏迷。慢性缺氧多表现为智力和定向障碍。有二氧化碳潴留时常表现出兴奋状态，二氧化碳潴留严重者可发生肺性脑病。

（4）早期血压升高，心率加快，晚期血压下降，心率减慢、失常甚至心脏停搏。

（5）严重呼衰对肝肾功能和消化系统都有影响，可能出现消化道出血、尿少、尿素氮升高、肌酐清除率下降、肾衰竭等症状。

（三）辅助检查

（1）动脉血气分析。呼吸衰竭的诊断标准是在海平面、标准大气压、静息状态、呼吸空气条件下，动脉血氧分压（PaO_2）低于 60mmHg，伴或不伴有二氧化碳分压（$PaCO_2$）高于 50mmHg。单纯的 PaO_2 低于 60mmHg 为Ⅰ型呼吸衰竭；若伴 $PaCO_2$ 高于 50mmHg，则为Ⅱ型呼吸衰竭。

（2）肺功能检测。肺功能有助于判断原发疾病的种类和严重程度。

（3）肺部影像学检查，包括肺部 X 胸片、肺部 CT 等有助于分析呼吸衰竭的原因。

（四）心理-社会状况

呼吸衰竭的患者常因呼吸困难产生焦虑或恐惧反应。由于治疗的需要，患者可能需要接受气管插管或气管切开，进行机械通气，患者可能因此加重焦虑情绪。他们可能害怕会永远依赖呼吸机。各种监测及治疗仪器也会加重患者的心理负担。

（五）治疗

1. 保持气道通畅

气道通畅是纠正缺氧和二氧化碳潴留的先决条件。

（1）清除呼吸道分泌物。

（2）缓解支气管痉挛：用支气管解痉药，必要时给予糖皮质激素以缓解支气管痉挛。

（3）建立人工气道：对于病情危重者，可采用经鼻或经口气管插管，或气管切开，建立人工气道，以方便吸痰和机械通气治疗。

2. 氧疗

急性呼吸衰竭患者应使 PaO_2 维持在接近正常范围；慢性缺氧患者吸入的氧浓度应使 PaO_2 在 60mmHg 以上或 SaO_2 在 90%以上；一般状态较差的患者应尽量使 PaO_2 在 80mmHg 以上。常用的给氧法为鼻导管、鼻塞、面罩、气管内机械给氧。对缺氧不伴二氧化碳潴留的患者，应给予高浓度吸氧（高于 35%），宜将吸入氧浓度控制在 50%以内。缺氧伴明显二氧化碳潴留的氧疗原则为低浓度（低于 35%）持续给氧。

3. 机械通气

呼吸衰竭时应用机械通气的目的是改善通气、改善换气和减少呼吸功耗，同时要尽量避免和减少发生呼吸机相关肺损伤。

4. 病因治疗

对病因不明确者，应积极寻找病因，病因一旦明确，即应开始进行针对性治疗。对于病因无特效治疗方法者，可针对发病的各个环节采取合理措施。

5. 一般处理

应积极预防和治疗感染，纠正酸碱失衡和电解质紊乱，加强液体管理，保持血细胞比容在一定水平，保持营养支持，合理预防并发症的发生。

五、主要护理诊断/问题

（1）气体交换受损，与肺换气功能障碍有关。

（2）清理呼吸道无效，与呼吸道分泌物黏稠、积聚有关。

（3）有感染加重的危险，与长期使用呼吸机有关。

（4）有皮肤完整性受损的危险，与长期卧床有关。

（5）语言沟通障碍，与人工气道建立影响患者说话有关。

（6）营养失调，低于机体需要量，与摄入不足有关。

（7）恐惧情绪，与病情危重有关。

六、护理目标

（1）患者的缺氧和二氧化碳潴留症状得以改善，呼吸形态得以纠正。

（2）患者在住院期间呼吸道通畅，没有因痰液阻塞而发生窒息。

（3）患者住院期间感染未加重。

（4）患者卧床期间皮肤完整，无压疮。

（5）患者能认识到增加营养的重要性并能接受医务人员的合理饮食建议。

（6）护士和患者能够应用图片、文字、手势等多种方式建立有效交流。

（7）可以和患者进行沟通，使患者焦虑、恐惧心理减轻。

七、护理措施

（一）生活护理

（1）提供安静、整洁、舒适的环境。

（2）给予高蛋白、高热量、丰富的维生素、易消化的饮食，少量多餐。

（3）控制探视人员，防止交叉感染。

（4）急性发作时，护理人员应保持镇静，减轻患者焦虑。缓解期患者须进行活动，协助他们适应生活，根据身体情况，做到自我照顾和进行正常的社会活动。

（5）咳痰患者应加强口腔护理，保持口腔清洁。

（6）长期卧床患者应预防压疮发生，及时更换体位及床单位，骨隆突部位予以按摩或以软枕垫起。

（二）治疗配合

（1）呼吸困难的护理。教会有效的咳嗽、咳痰方法，鼓励患者咳痰，每日饮水在 1 500~2 000mL，给予雾化吸入。对年老体弱咳痰费力的患者，采取翻身、叩背排痰的方法。对意识不清及咳痰无力的患者，可经口或经鼻吸痰。

（2）氧疗的护理。针对不同的呼衰类型给予不同的吸氧方式和氧浓度。Ⅰ型呼吸衰竭者，应提高氧浓度，一般可给予高浓度的氧（高于 50%），使 PaO_2 在 60mmHg 以上或 SaO_2 在 90% 以上；Ⅱ型呼吸衰竭者，以低浓度持续给氧为原则，或以血气分析结果调节氧流量。给氧方法可用鼻导管、鼻塞或面罩等。应严密观察给氧效果，如果呼吸困难缓解，心率下降，发绀减轻，表示给氧有效，如若呼吸过缓，意识障碍加重，表示二氧化碳潴留加剧，应报告医师，并准备呼吸兴奋药和辅助呼吸等抢救物品。

（3）机械通气的护理。见急性呼吸窘迫综合征患者的护理。

（4）酸碱失衡和电解质紊乱的护理。呼吸性酸中毒为呼衰最基本和最常见的酸碱紊乱类型。其护理以改善肺泡通气量为主，包括有效控制感染、祛痰平喘、合理用氧、正确使用呼吸兴奋药及机械通气来改善通气，促进二氧化碳排出。水和电解质紊乱以低钾、低钠、低氯最为常见。慢性呼吸衰竭因低盐饮食、水潴留、应用利尿药等造成低钠，应注意预防。

（三）病情观察

（1）注意观察呼吸频率、节律、深度的变化。

（2）评估意识状况及神经精神症状，观察有无肺性脑病的表现。

（3）昏迷患者应评估瞳孔、肌张力、腱反射及病理反射。

（4）准确记录每小时出入量，尤其是尿量变化。合理安排输液速度。

（四）心理护理

呼吸衰竭的患者由于病情的严重及经济上的困难往往容易产生焦虑、恐惧等消极心理，因此从护理上应该重视患者心理情绪的变化，积极采用语言及非语言的方式跟患者进行沟通，了解患者的心理及需求，提供必要的帮助。同时加强与患者家属之间的沟通，使家属能适应患者疾病带来的压力，能理解和支持患者，从而减轻患者的消极情绪，提高生命质量，延长生命时间。

（五）健康教育

（1）讲解疾病的康复知识。

（2）鼓励进行呼吸运动锻炼，教会患者有效地咳嗽、咳痰，如运用缩唇呼吸、腹式呼吸、体位引流、拍背等方法。

（3）遵医嘱正确用药，熟悉药物的用法、剂量和注意事项等。

（4）教会家庭氧疗的方法，告知注意事项。

（5）指导患者制定合理的活动与休息计划，教会其减少氧耗量的活动与休息方法。

（6）增强体质，避免各种引起呼吸衰竭的诱因。①鼓励患者进行耐寒锻炼和呼吸功能锻炼，如用冷水洗脸等，以提高呼吸道抗感染的能力。②指导患者合理安排膳食，加强营养，达到改善体质的目的。③避免吸入刺激性气体，劝告吸烟患者戒烟。④避免劳累、情绪激动等不良因素刺激。⑤嘱患者少去人群拥挤的地方，尽量避免与呼吸道感染者接触，减少感染的机会。

八、护理评价

（1）呼吸平稳，血气分析结果正常。

（2）患者住院期间感染得到有效控制。

（3）患者住院期间皮肤完好。

（4）患者及家属无焦虑情绪存在，能配合各种治疗。

（5）患者掌握呼吸运动及正确咳嗽的方法。

第二节 肺血栓栓塞症

肺栓塞（PE）是以各种栓子阻塞肺动脉系统为其发病原因的一组疾病或临床综合征的总称，常见的栓子为血栓，少数为脂肪、羊水、空气等。肺血栓栓塞症（PTE）为来自静脉系统或右心的血栓阻塞肺动脉或其分支所致的疾病，主要临床特征为肺循环和呼吸功能障碍。PTE 为 PE 最常见的类型，通常所称的 PE 即指 PTE。

引起 PTE 的血栓主要来源于深静脉血栓形成（DVT）。DVT 与 PTE 实质上为一种疾病过程在不同部位、不同阶段的表现，两者合称为静脉血栓栓塞症（VTE）。

国外 PTE 发病率较高，病死率亦高，未经治疗的 PTE 的病死率为 25%～30%，大面积 PTE 1 小时内死亡率高达 95%，是仅次于肿瘤和心血管病，威胁人类生命的第三大杀手。PTE-DVT 发病和临床表现隐匿、复杂，对 PTE-DVT 的漏诊率和误诊率普遍较高。虽然我国目前尚无准确的流行病学资料，但随着诊断意识和检查技术的提高，诊断例数已有显著增加。

一、病因与发病机制

1. 深静脉血栓形成引起肺栓塞

引起 PTE 的血栓可以来源于下腔静脉径路、上腔静脉径路或右心腔，其中大部分来源于下肢近端的深静脉，即腘静脉、股静脉、髂静脉。腓静脉血栓一般较细小，即使脱落也较少引起 PTE。只有当血栓发展到近端血管并脱落后，才易引起肺栓塞。任何可以导致静脉血液淤滞、静脉系统内皮损伤和血液高凝状态的因素均可引起深静脉血栓的形成。深静脉血栓形成的高危因素有：①获得性高危因素。高龄，肥胖，大于 4 天的长期卧床、制动，心脏疾病，如房颤合并心衰、动脉硬化等，手术，特别是膝关节、髋关节、恶性肿瘤手术，妊娠和分娩。②遗传性高危因素。凝血因子Ⅴ因子突变引起的蛋白 C 缺乏、蛋白 S

缺乏和抗凝血酶缺乏等造成血液的高凝状态。患者年龄一般在 40 岁以下，常以无明显诱因反复发生 DVT 和 PTE 为主要临床表现。

2. 非深静脉血栓形成引起肺栓塞

全身静脉血回流至肺，故肺血管床极易暴露于各种阻塞和有害因素中，除上述深静脉血栓形成外，其他栓子也可引起肺栓塞，包括脂肪栓塞、羊水栓塞、空气栓塞、寄生虫栓塞、感染病灶及肿瘤的癌栓、毒品引起的血管炎或继发血栓形成。

二、病理生理

肺动脉的血栓栓塞既可以是单一部位的，也可以是多部位的。病理检查发现多部位或双侧性的血栓栓塞更为常见。一般认为栓塞更易发生于右侧和下肺叶。发生栓塞后有可能在栓塞局部继发血栓形成，参与发病过程。PTE 所致病情的严重程度取决于栓子的性质及受累血管的大小和肺血管床阻塞的范围，栓子阻塞肺血管后释放的 5-羟色胺、组胺等介质引起的反应及患者原来的心肺功能状态。栓塞部位的肺血流减少，肺泡无效腔量增大，故 PTE 对呼吸的即刻影响是通气/血流比值增大。右心房压升高可引起功能性闭合的卵圆孔开放，产生心内右向左分流；神经体液因素可引起支气管痉挛；毛细血管通透性增高，间质和肺泡内液体增多或出血；栓塞部位肺泡表面活性物质分泌减少，肺泡萎陷，呼吸面积减小；肺顺应性下降，肺体积缩小并可出现肺不张；如累及胸膜，则可出现胸腔积液。以上因素导致通气/血流比例失调，出现低氧血症。

急性 PTE 造成肺动脉较广泛阻塞时，可引起肺动脉高压，出现急性肺源性心脏病，致右心功能不全，回心血量减少，静脉系统淤血；右心扩大致室间隔左移，使左心室功能受损，导致心排出量下降，进而可引起体循环低血压或休克；主动脉内低血压和右心房压升高，使冠状动脉灌注压下降，心肌血流减少，特别是心室内膜下心肌处于低灌注状态，加之 PTE 时心肌耗氧增加，可致心肌缺血，诱发心绞痛。

肺动脉发生栓塞后，若其支配区的肺组织因血流受阻或中断而发生坏死，称为肺梗死（PI）。由于肺组织接受肺动脉、支气管动脉和肺泡内气体弥散等多重氧供，PTE 中仅约不足 15%发生 PI。

若急性 PTE 后肺动脉内血栓未完全溶解，或反复发生 PTE，则可能形成慢性血栓栓塞性肺动脉高压，继而出现慢性肺源性心脏病，右心代偿性肥厚和右心衰竭。

三、临床表现

（一）PTE 表现

1. 症状

常见症状有：①不明原因的呼吸困难及气促，尤以活动后明显，为 PTE 最多见的症状。②胸痛，包括胸膜炎性胸痛或心绞痛样疼痛。③晕厥，可为 PTE 的唯一或首发症状。④烦躁不安、惊恐甚至濒死感。⑤咯血，常为小量咯血，大量咯血为少见。⑥咳嗽、心悸等。各病例可出现以上症状的不同组合，具有多样性和非特异性。临床上若同时出现呼吸困难、胸痛及咯血，称为 PTE“三联征”，但仅见于约 20%的患者。大面积肺栓塞时可发生休克甚至猝死。

2. 体征

（1）呼吸系统。呼吸急促最常见，发绀，肺部有时可闻及哮鸣音和（或）细湿啰音，肺野偶可闻及血管杂音；合并肺不张和胸腔积液时出现相应的体征。

（2）循环系统体征。心率快，肺动脉瓣区第二心音亢进及收缩期杂音；三尖瓣反流性杂音；心包摩擦音或胸膜心包摩擦音；可有右心衰体征，如颈静脉充盈、搏动、肝大伴压痛、肝颈反流征（+）等。血压变化，严重时可出现血压下降甚至休克。

（3）其他可伴发热。多为低热，少数患者有 38℃以上的发热。

（二）DVT 表现

主要表现为患肢肿胀、周径增粗、疼痛或压痛、皮肤色素沉着，行走后患肢易疲劳或肿胀加重。但须注意，半数以上的下肢 DVT 患者无自觉症状和明显体征。应测量双侧下肢的周径来评价其差别。大、小腿周径的测量点分别为髌骨上缘以上 15cm 处，髌骨下缘以下 10cm 处。双侧相差大于 1cm 即考虑有临床意义。

最有意义的体征是反映右心负荷增加的颈静脉充盈、搏动及 DVT 所致的肿胀、压痛、僵硬、色素沉着及浅静脉曲张等，一侧大腿或小腿周径较对侧大1cm即有诊断价值。

四、治疗

1. 急救措施

（1）一般处理。对高度疑诊或确诊PTE的患者，应进行重症监护，绝对卧床1~2周。剧烈胸痛者给予适当镇静、止痛对症治疗。

（2）呼吸循环支持，防治休克。

1）氧疗。采用经鼻导管或面罩吸氧，必要时气管插管机械通气，以纠正低氧血症。避免做气管切开，以免溶栓或抗凝治疗引发局部大出血。

2）循环支持。对于出现右心功能不全但血压正常者，可使用多巴酚丁胺和多巴胺；若出现血压下降，可增大剂量或使用其他血管加压药物，如去甲肾上腺素等。扩容治疗会加重右室扩大，降低心排出量，不建议使用。液体负荷量控制在500mL以内。

2. 溶栓治疗

溶栓指征：大面积PTE有明显呼吸困难、胸痛、低氧血症等。对于次大面积PTE，若无禁忌证可考虑溶栓，但存在争议。对于血压和右心室运动功能均正常的病例，不宜溶栓。溶栓的时间窗一般定为急性肺栓塞发病或复发14天以内。症状出现48小时内溶栓获益最大，溶栓治疗开始越早，治疗效果越好。

绝对禁忌证：有活动性内出血和近期自发性颅内出血。

相对禁忌证：2周内的大手术、分娩、器官活检或不能压迫止血部位的血管穿刺；2个月内的缺血性脑卒中；10天内的胃肠道出血；15天内的严重创伤；1个月内的神经外科或眼科手术；难以控制的重度高血压（收缩压>180mmHg，舒张压>110mmHg）；近期曾行心肺复苏；血小板计数<100×10^9/L；妊娠；细菌性心内膜炎；严重肝、肾功能不全；糖尿病出血性视网膜病变。对于致命性大面积PTE，上述绝对禁忌证亦应被视为相对禁忌证，文献提示低血压和缺氧即是PTE立即溶栓的指征。

常用的溶栓药物：尿激酶（UK）、链激酶（SK）和重组组织型纤溶酶原激活剂（rt-PA）。三者溶栓效果相仿，临床可根据条件选用。

（1）尿激酶：负荷量4 400IU/kg，静注10分钟，随后以2 200IU/（kg·h）持续静滴12小时。快速给药：按2万IU/kg剂量，持续静滴2小时。

（2）链激酶：负荷量25万IU，静注30分钟，随后以10万IU/h持续静滴24小时。快速给药：150万IU，持续静滴2小时。链激酶具有抗原性，用药前需肌注苯海拉明或地塞米松，以防止过敏反应。链激酶6个月内不宜再次使用。

（3）rt-PA：推荐rt-PA 50mg持续静注2小时为国人标准治疗方案。

使用尿激酶、链激酶溶栓时无须同时使用肝素治疗；但以rt-PA溶栓，当rt-PA注射结束后，应继续使用肝素。

3. 抗凝治疗

抗凝为PTE和DVT的基本治疗方法，可以有效防止血栓再形成和复发，为机体发挥自身的纤溶机制溶解血栓创造条件。抗凝药物主要有非口服抗凝剂普通肝素（UFH）、低分子肝素（LMWH）、口服抗凝剂华法林。抗血小板药物阿司匹林或氯吡格雷的抗凝作用不能满足PTE或DVT的抗凝要求，不推荐使用。

临床疑诊PTE时，即可开始使用UFH或LMWH进行有效的抗凝治疗。用尿激酶或链激酶溶栓治疗后，应每2~4小时测定一次凝血酶原时间（PT）或活化部分凝血活酶时间（APTT），当其水平降至正常值的2倍时，即给予抗凝治疗。

UFH给药时须根据APTT调整剂量，尽快使APTT达到并维持于正常值的1.5~2.5倍。LMWH具有与UFH相同的抗凝效果。可根据体重给药，且无须监测APTT和调整剂量。UFH或LMWH一般连用5~10天，直到临床情况平稳。使用肝素1~3天后加用口服抗凝剂华法林，初始剂量为3.0~5.0mg。当连续两天测定的国际标准化比率（INR）达到2.5（2.0~3.0）时，或P延长至正常值的1.5~2.5倍时，停止使用肝素，单独口服华法林治疗。根据INR或PT调节华法林的剂量。一般口服华法林的疗程至少为3~6个月。对复发性VTE、并发肺心病或危险因素长期存在者，抗凝治疗的时间应延长至12个月或以上，甚至终生抗凝。

4. 其他治疗

如肺动脉血栓摘除术、肺动脉导管碎解和抽吸血栓，仅适用于经积极的内科治疗无效的紧急情况或存在溶栓和抗凝治疗绝对禁忌证。为防止下肢深静脉大块血栓再次脱落阻塞肺动脉，可考虑放置下腔静脉滤器。若阻塞部位处于手术可及的肺动脉近端，可考虑行肺动脉血栓内膜剥脱术。

五、护理措施

1. 一般护理

安置患者于监护室，监测呼吸、心率、血压、静脉压、心电图及动脉血气的变化。患者应绝对卧床休息。避免大幅度的动作及用手按揉下肢深静脉血栓形成处，翻身时动作要轻柔，以防止血栓脱落，栓塞其他部位。做好各项基础护理，预防并发症。进食清淡、易消化的高维生素类食物。保持大便通畅，避免用力，以免促进深静脉血栓脱落。大便干燥时可酌情给予通便药或做结肠灌洗。

2. 镇静、止痛、给氧

患者胸痛剧烈时遵医嘱给予镇静、止痛药，以减轻患者的痛苦症状，缓解患者的紧张程度。保持呼吸道通畅，根据血气分析和临床情况合理给氧，改善缺氧症状。床旁备用气管插管用物及呼吸机，便于患者出现呼吸衰竭时立即进行机械通气治疗。

3. 病情观察

密切观察患者的神志、血压、呼吸、脉搏、体温、尿量和皮肤色泽等，有无胸痛、晕厥、咯血及休克等现象。正确留取各项标本，观察动脉血气分析和各项实验室检查结果，如血小板计数、凝血酶原时间（PT）或活化部分凝血活酶时间（APTT）、血浆纤维蛋白含量、3P 实验等。

4. 心理护理

PTE 患者多有紧张、焦虑、悲观的情绪，应减少不必要的刺激，给予相应的护理措施，如护理人员守护在患者床旁，允许家属陪伴，解释病情，满足患者所需等。鼓励患者配合治疗，树立战胜疾病的信心和勇气。

5. 溶栓及抗凝护理

（1）用药前。①溶栓前宜留置外周静脉套管针，以方便溶栓中取血监测，避免反复穿刺血管。②测定基础 APTT、PT 及血常规（含血小板计数、血红蛋白）等。③评估是否存在禁忌证，如活动性出血、凝血功能障碍、未予控制的严重高血压等。必要时应配血，做好输血准备。

（2）用药期间。

1）注意观察出血倾向。①溶栓治疗的主要并发症为出血，包括皮肤、黏膜及脏器的出血。最严重的是颅内出血，发生率约1%~2%。在用药过程中，观察患者有无头痛、呕吐、意识障碍等情况；观察皮肤黏膜有无紫癜及穿刺点有无渗血；观察大小便的颜色，及时留取标本进行潜血检查。②肝素在使用的第1周每1~2天、第2周起每3~4天必须复查血小板计数一次，以发现肝素诱导的血小板减少症。若出现血小板迅速或持续降低达30%以上，或血小板计数<$100 \times 10^9/L$，应停用UFH。③华法林在治疗的前几周有可能引起血管性紫癜，导致皮肤坏死。华法林所致出血可以用维生素K拮抗。

2）评估疗效。溶栓及抗凝后，根据医嘱定时采集血标本，对临床及相关辅助检查情况进行动态观察。

6. 健康教育

PTE的预防和早期识别极为重要，应做好本病的有关预防和发病表现的宣教。老年、体弱、久病卧床的患者，应注意加强腿部的活动，经常更换体位，抬高下肢，以减轻下肢血液的淤滞，预防下肢深静脉血栓形成。长途空中旅行、久坐或久站，或孕妇妊娠期内引起的下肢和脚部浮肿、下肢静脉曲张，可采取非药物预防方法，如穿充气加压袜、使用间歇充气加压泵，以促进下肢静脉回流。已经开始抗凝药物治疗的患者应坚持长期应用抗凝药物并注意观察出血倾向。当出现不明原因的气急、胸痛、咯血等表现时，应及时到医院诊治。

第三节　急性呼吸窘迫综合征

急性呼吸窘迫综合征（ARDS）是多种原因引起的急性呼吸衰竭。ARDS不是独立的疾病，而是多种疾病的一种严重并发症。ARDS晚期多诱发或合并多脏器功能障碍综合征，甚至多脏器功能衰竭（MOF），病情凶险，预后恶劣，病死率高达50%~70%。

一、病因

休克、创伤、淹溺、严重感染、吸入有毒气体、药物过量、尿毒症、糖尿病酮症酸中毒、弥散性血管内凝血、体外循环等原因均可导致 ARDS。

二、临床表现

急性呼吸窘迫综合征通常发生于原发疾病或损伤起病后 24~48 小时以内。最初的症状为气促，伴有呼吸浅快，肺部可有湿啰音或哮鸣音。患者皮肤可见花斑状或青紫。随着病情的进展，出现呼吸窘迫，吸气费力，发绀，烦躁不安，动脉血氧分压（PaO_2）明显降低、二氧化碳分压（$PaCO_2$）低。如病情继续恶化，呼吸窘迫和发绀继续加重，并出现酸中毒、MOF 甚至死亡。凡存在可能引起 ARDS 的各种基础疾病或诱因，一旦出现呼吸改变或血气异常，均应警惕有 ARDS 发生的可能。

三、治疗

治疗原则是改善换气功能、纠正缺氧，及时去除病因、控制原发病等。ARDS 治疗的关键在于原发病及其病因。治疗方法包括氧疗、机械通气等呼吸支持治疗，输新鲜血、利尿维持适宜的血容量，根据病因早期应用肾上腺皮质激素，纠正酸碱和电解质紊乱，营养支持及体位治疗。

四、护理措施

在救治 ARDS 过程中，精心护理是抢救成功的重要环节。护士应做到及早发现病情，迅速协助医生采取有力的抢救措施。密切观察患者生命体征，做好各项记录，备齐抢救器械和药品，防止机械通气和气管切开的并发症。

1. 护理目标

（1）及早发现 ARDS 的迹象，及早有效地协助抢救。维持生命体征稳定，挽救患者生命。

（2）做好人工气道的管理，维持患者最佳气体交换，改善低氧血症，减少机械通气并发症。

（3）采取俯卧位通气护理，缓解肺部压迫，改善心脏的灌注。

（4）积极预防感染等各种并发症，提高救治成功率。

（5）加强基础护理，增加患者舒适感。

（6）减轻患者心理不适，使其保持平静，配合治疗。

2. 护理措施

（1）及早发现病情变化。

ARDS 通常在疾病或严重损伤的最初 24～48 小时后发生。首先出现呼吸困难，通常呼吸浅快。吸气时可存在肋间隙和胸骨上窝凹陷。皮肤可出现发绀和斑纹，吸氧不能使之改善。

护士若发现上述情况要高度警惕，及时报告医生，进行动脉血气和胸部 X 线等相关检查。一旦诊断考虑 ARDS，应立即积极治疗。若没有机械通气的相应措施，应尽早转至有条件的医院。患者转运过程中应有专职医生和护士陪同，并准备必要的抢救设备，氧气必不可少。若有指征行机械通气治疗，可以先行气管插管后转运。

（2）密切监测患者情况。

迅速连接监测仪，密切监护心率、心律、血压等生命体征，尤其是呼吸的频率、节律、深度及血氧饱和度等。观察患者意识、发绀情况、末梢温度等。注意有无呕血、黑粪等消化道出血的表现。

（3）氧疗和机械通气的护理。

治疗 ARDS 最紧迫的问题在于纠正顽固性低氧，改善呼吸困难，为治疗基础疾病赢得时间。需要对患者实施氧疗甚至机械通气。

严密监测患者呼吸情况及缺氧症状。若单纯面罩吸氧不能维持满意的血氧饱和度，应予辅助通气。首先可尝试采用经面罩持续气道正压吸氧等无创通气，但大多需要机械通气吸入氧气。遵医嘱给予高浓度氧气吸入或使用呼气末正压呼吸（PEEP）并根据动脉血气分析值的变化调节氧浓度。

使用 PEEP 时应严密观察，防止患者出现气压伤。PEEP 是在呼气终末时给予气道以一恒定正压使之不能回复到大气压的水平。可以增加肺泡内压和功能残气量改善氧合，防止呼气使肺泡萎陷，增加气体分布和交换，减少肺内分流，从而提高 PaO_2。由于 PEEP 使胸腔内压升高，静脉回流受阻，致心搏减少，血压下降，严重时可引起循环衰竭，另外正压过高，肺泡过度膨胀、破裂有导致气胸的危险。所以在监护过程中，注意 PEEP 观察有无心率增快、突然胸痛、呼吸困难加重等相关症状，发现异常应立即调节 PEEP 压力并报告医生处理。

帮助患者采取有利于呼吸的体位，如端坐位或高枕卧位。

人工气道的管理有以下几方面。

妥善固定气管插管，观察气道是否通畅，定时对比听诊双肺呼吸音。经口插管者要固定好牙垫，防止阻塞气道。每班检查并记录导管刻度，观察有无脱出或误入一侧主支气管。套管固定松紧适宜，以能放入一指为准。

气囊充气适量。充气过少易产生漏气，充气过多可压迫气管黏膜导致气管食管瘘，可以采用最小漏气技术，用来减少并发症发生。方法：用 10mL 注射器将气体缓慢注入，直至在喉及气管部位听不到漏气声，每次向外抽出气体 0.25~0.5 毫升，至吸气压力到达峰值时出现少量漏气为止，再注入 0.25~0.5mL 气体，此时气囊容积为最小封闭容积，气囊压力为最小封闭压力，记录注气量。观察呼吸机上气道峰压是否下降及患者能否发音说话，长期机械通气患者要观察气囊有无破损、漏气现象。

保持气道通畅。严格无菌操作，按需适时吸痰。过多反复抽吸会刺激黏膜，使分泌物增加。先吸气道再吸口、鼻腔，吸痰前给予充分气道湿化、翻身叩背、吸纯氧 3 分钟，吸痰管最大外径不超过气管导管内径的 1/2，迅速插吸痰管至气管插管，感到阻力后撤回吸痰管 1~2cm，打开负压边后退边旋转吸痰管，吸痰时间不应超过 15 秒。吸痰后密切观察痰液的颜色、性状、量及患者心率、心律、血压和血氧饱和度的变化，一旦出现心律失常和呼吸窘迫，应立即停止吸痰，给予吸氧。

用加温湿化器对吸入气体进行湿化，根据病情需要加入盐酸氨溴索、异丙托溴铵等，每日 3 次雾化吸入。湿化满意标准为痰液稀薄、无泡沫、不附壁能顺利吸出。

呼吸机使用过程中注意电源插头要牢固，不要与其他仪器共用一个插座；机器外部要保持清洁，上端不可放置液体；开机使用期间定时倒掉管道及集水瓶内的积水，集水瓶安装要牢固；定时检查管道是否漏气、有无打折、压缩机工作是否正常。

（4）维持有效循环，维持出入液量轻度负平衡。

循环支持治疗的目的是恢复和提供充分的全身灌注，保证组织的灌流和氧供，促进受损组织的恢复。在能保持酸碱平衡和肾功能前提下达到最低水平的血管内容量。①护士应迅速帮助完成该治疗目标。选择大血管，建立 2 个以上的静脉通道，正确补液，改善循环血容量不足。②严格记录出入量、每小时尿量。出入量管理的目标是在保证血容量、血压稳定前提下，24 小时出量大于入量约 500~1 000mL，利于肺内水肿液的消退。充分补充血容量后，护士遵医嘱给予利尿剂，消除肺水肿。观察患者对治疗的反应。

（5）俯卧位通气护理。

由仰卧位改变为俯卧位，可使 75%ARDS 患者的氧合改善。这可能与血流重新分布，改善背侧肺泡的通气，使部分萎陷肺泡再膨胀达到“开放肺”的效果有关，即随着通气/血流比例的改善进而改善了氧合。但若存在血流动力学不稳定、颅内压增高、脊柱外伤、急性出血、骨科手术、近期腹部手术、妊娠等，则为禁忌实施俯卧位。①患者发病 24~36 小时后取俯卧位，翻身前给予纯氧吸入 3 分钟。预留足够的管路长度，注意防止气管插管过度牵拉致脱出。②为减少特殊体位给患者带来的不适，用软枕垫高头部 15°~30°，嘱患者双手放在枕上，并在髋、膝、踝部放软枕，每 1~2 小时更换 1 次软枕的位置，每 4 小时更换 1 次体位，同时考虑患者的耐受程度。③注意血压变化，因俯卧位时支撑物放置不当可使腹压增加，下腔静脉回流受阻，从而引起低血压，必要时在翻身前提高吸氧浓度。④注意安全，防坠床。

（6）预防感染的护理。

1）注意严格无菌操作，每日更换气管插管切口敷料，保持局部清洁干燥，预防或消除继发感染。

2）加强口腔及皮肤护理，以防护理不当而加重呼吸道感染及发生褥疮。

3）密切观察体温变化，注意呼吸道分泌物的情况。

（7）心理护理，减轻恐惧，增加心理舒适度。

1）评估患者的焦虑程度，指导患者学会自我调整心理状态，调控不良情绪。主动向患者介绍环境，解释治疗原则，解释机械通气、监测及呼吸机的报警系统，尽量消除患者的紧张感。

2）耐心向患者解释病情，对患者提出的问题要给予明确、有效和积极的信息，消除心理紧张和顾虑。

3）护理患者时保持冷静和耐心，表现出自信和镇静。

4）如果患者由于呼吸困难或人工通气不能讲话，可提供纸笔或以手势与患者交流。

5）加强巡视，了解患者的需要，帮助患者解决问题。

6）帮助并指导患者及家属应用松弛疗法、按摩等。

（8）营养护理。

ARDS 患者处于高代谢状态，应及时补充热量和高蛋白、高脂肪营养物质。能量的摄取既应满足代谢的需要，又应避免糖类的摄取过多，蛋白摄取量一般为每天 1. 2~1. 5g/kg。

尽早采用肠内营养，协助患者取半卧位，充盈气囊，证实胃管在胃内后，用加温器和输液泵匀速泵入营养液。若有肠鸣音消失或胃潴留，应暂停鼻饲，给予胃肠减压。一般留置 5~7 天后拔除，更换到对侧鼻孔，以减少鼻窦炎的发生。

五、健康指导

在疾病的不同阶段，根据患者的文化程度做好有关知识的宣传和教育，让患者了解病情的变化过程。

（1）提供舒适安静的环境以利于患者休息，指导患者正确卧位休息，讲解由仰卧位改变为俯卧位的意义，尽可能减少特殊体位给患者带来的不适。

（2）向患者解释咳嗽、咳痰的重要性，指导患者掌握有效咳痰的方法，鼓励并协助患者咳嗽，排痰。

（3）指导患者自己观察病情变化，如有不适及时通知医护人员。

（4）嘱患者严格按医嘱用药，按时服药，不要随意增减药物剂量及种类。服药过程中须密切观察患者用药后反应，以指导用药剂量。

（5）出院指导。指导患者出院后仍以休息为主，活动量要循序渐进，注意劳逸结合。此外，患者病后生活方式的改变需要家人的积极配合和支持，应指导患者家属给患者创造一个良好的身心休养环境。出院后 1 个月内来院复查 1~2 次，出现异常情况应随时来院复查。

第四章

心血管内科疾病的护理

第一节　冠状动脉硬化性心脏病

冠状动脉粥样硬化性心脏病是冠状动脉粥样硬化后造成管腔狭窄、阻塞和（或）冠状动脉功能性痉挛，导致心肌缺血、缺氧引起的心脏病，简称冠心病，又称缺血性心脏病，是动脉硬化引起器官病变的最常见类型，也是严重危害人们健康的常见病。本病发病多在40岁以后，早期男性发病率多于女性。

根据本病的病理解剖和病理生理变化的不同和临床表现特点，1979年世界卫生组织将冠状动脉粥样硬化性心脏病分为隐匿型冠心病、心绞痛型冠心病、心肌梗死型冠心病、缺血性心肌病及猝死型冠心病5种临床类型。

近年来临床专家将冠状动脉粥样硬化性心脏病分为急性冠状动脉综合征和慢性缺血综合征两大类。急性冠状动脉综合征类型中包括不稳定型心绞痛、非ST段抬高性心肌梗死、ST抬高性心肌梗死、猝死型冠心病。慢性缺血综合征类型中包括稳定型心绞痛、冠状动脉正常的心绞痛（X综合征）、无症状性心肌缺血、缺血性心肌病。

一、心绞痛

心绞痛临床分型分为稳定型心绞痛和不稳定型心绞痛。稳定型心绞痛是指在冠状动脉粥样硬化的基础上，由于心肌负荷增加，发生冠状动脉供血不足，导致心肌急剧暂时的缺血、缺氧所引起的临床综合征。

（一）病因与发病机制

当冠状动脉的供血与心肌需血量之间发生矛盾时，冠状动脉血流量不能满足心肌细胞代谢需要，造成心肌暂时的出现缺血、缺氧，心肌在缺血、缺氧情况下产生的代谢产物刺激心脏内的传入神经末梢，颈$_{1\sim5}$胸交感神经节和相应的脊髓段，传入大脑，再与自主神经进入水平相同脊髓段的脊神经所分布的区域，即胸骨后、胸骨下段、上腹部、左肩、左臂前内侧与小指，产生疼痛感觉。由于心绞痛不是躯体神经传入，因此不能准确定位，常不是锐痛。

正常心肌耗氧的多少主要取决于心肌张力、心肌收缩强度、心率，因此常用“心率×收缩压”作为评估心肌耗氧的指标。心肌能量的产生需要心肌细胞将血液中大量的氧摄入，因此，当氧供需增加的时候，就难从血液中摄入更多的氧，只能增加冠状动脉的血流量提供。在正常情况下，冠状动脉血流量是随机体生理需要而变化，在剧烈体力活动、缺氧等情况下，冠状动脉就要扩张，使血流量增加，满足机体需要。

当冠状动脉粥样硬化所致的冠脉管腔狭窄和（或）部分分支闭塞时，冠状动脉扩张能力减弱，血流量减少，对心肌供血处于相对固定状态，一般休息状态可以无症状。当心脏负荷突然增加时，如劳累、情绪激动等，使心肌张力增加、心肌收缩力增加、心率增快，都可以引起心肌耗氧量增加，冠状动脉不能相应扩张以满足心肌需血量，引起心绞痛发作。另外如主动脉瓣膜病变、严重贫血、肥厚型心肌病等，由于血液携带氧的能力降低或是肥厚的心肌使心肌耗氧增加，或是心排血量过低/舒张压过低，均可造成心肌氧的供需失衡，心肌缺血、缺氧，引发心绞痛。各种原因引起冠状动脉痉挛，不能满足心肌需血量，亦可引发心绞痛。

稳定型心绞痛常发生于劳累、激动时，典型心绞痛在相似的情况下可重复出现，但是同样的诱因情况可以只是在早晨而不在下午出现心绞痛，提示与早晨交感神经兴奋性增高等昼夜节律变化有关。当发作的规律有变化或诱因强度降低仍诱发心绞痛发作时，常提示病人发生不稳定型心绞痛。

（二）临床表现

1. 症状

阵发性胸痛或心前区不适是典型心绞痛的特点。

（1）疼痛部位：胸骨体中上段、胸骨后可波及心前区，甚至整个前胸，边界表达不清。可放射至左肩、左臂内侧，甚至可达左手环指和小指，也可向上放射可至颈、咽部和下颊部，也可放射至上腹部甚至下腹部。

（2）疼痛性质：常为压迫感、发闷、紧缩感，也可为烧灼感，偶可伴有濒死、恐惧感。病人可因疼痛而被迫停止原来的活动，直至症状缓解。

（3）持续时间：1~5 分钟，一般不超过 15 分钟。

（4）缓解方式：休息或含服硝酸甘油后几分钟内缓解。

（5）发作频率：发作频率不固定，可数天或数周发作 1 次，也可 1 天内多次发作。

（6）诱发因素：有体力劳动、情绪激动、饱餐、寒冷、吸烟、休克等情况。

2. 体征

发作时可有心率增快，暂时血压升高的情况。有时出现第四或第三心音奔马律。也可有心尖部暂时性收缩期杂音，出现交替脉。

（三）辅助检查

1. 心电图检查

心电图检查是发现心肌缺血，诊断心绞痛最常用的检查方法。

（1）静息心电图检查。缓解期可无任何表现。心绞痛发作期特征性的心电图可见 ST 段压低大于 0.1mV，T 波低平或倒置，ST 段改变比 T 波改变更具有特异性。少部分病人发作时有低平、倒置的 T 波变为直立的情况，也可以诊断心肌缺血。T 波改变对于心肌缺血诊断的特异性不如 ST 段改变，但发作时的心电图与发作前的心电图进行比较有明显差别，而且发作之后心电图有所恢复，有时具有诊断意义。

部分病人发作时可出现各种心律失常，最常见的是左束支传导阻滞和左前分支传导阻滞。

（2）心电图负荷试验。心电图负荷试验是最常用的运动负荷试验。心绞痛病人在运动中出现典型心绞痛，心电图有 ST 段水平型或下斜型压低大于或等于 0.1mV，持续 2 分钟即为运动负荷试验阳性。

2. 超声心动图

缓解期可无异常表现，心绞痛发作时可发现节段性室壁运动异常，可有一过性心室收缩、舒张功能障碍的表现。

超声心动图负荷试验是诊断冠心病的方法之一，敏感性和特异性高于心电图负荷试验，可以识别心肌缺血的范围和程度。

3. 放射性核素检查

^{201}TI（铊）静息和负荷心肌灌注显像，在静息状态可以见到心肌梗死后瘢痕部位的铊灌注缺损的显像。负荷心肌灌注显像是在运动诱发心肌缺血时，显示出冠状动脉供血不足而导致的灌注缺损。

4. 冠状动脉造影

冠状动脉造影目前是诊断冠心病的金标准。可发现冠状动脉系统病变的范围和程度，当管腔直径缩小 75%以上时，将严重影响心肌供血。

（四）治疗

心绞痛治疗的主要目的：一是预防心肌梗死及猝死，改善预后；二是减轻症状，提高生活质量。

1. 心绞痛发作期治疗

（1）休息。发作时立刻休息，一般在停止活动后 3~5 分钟症状即可消失。

（2）应用硝酸酯类药物。硝酸酯类药物是最有效、作用最快终止心绞痛发作的药物，如舌下含化硝酸甘油 0.3~0.6mg，1~2 分钟开始起效，作用持续 30 分钟左右，或舌下含化硝酸异山梨酯 5~10mg，2~5 分钟起效，作用持续 2~3 小时。

2. 缓解期治疗

（1）去除诱因。尽量避免已确知的诱发因素，保持体力活动，调整活动量，避免过度劳累；保持平和心态，避免心情紧张、情绪激动；调整饮食结构，严禁烟酒，避免饱餐。控制血压，将血压控制在 130/80mmHg 以下；改善生活方式，控制体重；积极治疗糖尿病，控制糖化血红蛋白在7%及以下。

（2）应用硝酸酯制剂。硝酸酯制剂可以扩张血管容量，减少静脉回流，同时对动脉也有轻度扩张，降低心脏后负荷，进而降低心肌耗氧量。硝酸酯制剂可以扩张冠状动脉，增加心肌供血，改善需血氧与供血氧的矛盾，缓解心绞痛症状。

1）硝酸甘油。舌下含服，起效快，常用于缓解心绞痛发作。

2）硝酸甘油气雾剂。也常可用于缓解心绞痛发作，作用方式如同舌下含片。

3）2%硝酸甘油贴剂。适用于预防心绞痛发作，贴在胸前或上臂，缓慢吸收。

4）二硝酸异山梨酯。口服，每次5~20mg，每天3次，服用后30分钟起效，作用维持3~5小时。舌下含服2~5分钟起效，每次可用5~10mg，维持时间为2~3小时。

硝酸酯制剂不良反应有头晕、头部跳痛感、面红、心悸等，静脉给药还可有血压下降理象。硝酸酯制剂持续应用可以产生耐药性。

（3）应用β受体阻滞药。β受体阻滞药是冠心病二级预防的首选药，应终身服用。如普萘洛尔、阿替洛尔、美托洛尔等。使用剂量应个体化，在治疗过程中以清醒时静息心率不低于50次/分为宜。从小剂量开始，逐渐增加剂量，以达到缓解症状，改善预后的目的。如果必须停药应逐渐减量，避免突然停药引起症状反跳，甚至诱发急性心肌梗死。心动过缓、房室传导阻滞病人不宜使用。慢性阻塞性肺疾病、支气管哮喘、心力衰竭、外周血管病患者均应慎用。

（4）应用钙离子拮抗药。钙离子拮抗药抑制心肌收缩，扩张周围血管，降低动脉压，降低心脏后负荷，减少心肌耗氧量。还可以扩张冠状动脉，缓解冠状动脉痉挛，改善心内膜下心肌的供血。临床常用制剂有硝苯地平、地尔硫䓬等。常见不良反应有胫前水肿、面色潮红、头痛、便秘、嗜睡、心动过缓、房室传导阻滞等。

（5）应用抑制血小板聚集的药物。冠状动脉内血栓形成是急性冠心病事件发生的主要特点，抑制血小板功能对于预防事件、降低心血管死亡具有重要意义。临床常用肠溶阿司匹林每天75~150mg，主要不良反应是胃肠道症状，严重程度与药物剂量有关，引发消化道出血的年发生率为1‰~2‰。如有消化道症状及不能耐受、过敏、出血等情况，可应用氯吡格雷和质子泵抑制药如奥美拉唑替代阿司匹林。

（五）护理

1. 一般护理

发作时应立即休息，同时舌下含服硝酸甘油。缓解期可适当活动，避免剧烈运动，保持情绪稳定。秋、冬季外出应注意保暖。对吸烟病人应鼓励戒烟，以免加重心肌缺氧。

2. 病情观察

了解病人发生心绞痛的诱因，发作时疼痛的部位、性质、持续时间、缓解方式、伴随症状等。发作时应尽可能描记心电图，以明确心肌供血情况。如症状变化应警惕急性心肌梗死的发生。

3. 用药护理

应用硝酸甘油时，嘱咐病人舌下含服，或嚼碎后含服，应在舌下保留一些唾液，以利于药物迅速溶解而吸收。含药后应平卧，以防低血压的发生。服用硝酸酯类药物后常有头胀、面红、头晕、心悸等血管扩张的表现，一般持续用药数天后可自行好转。对于心绞痛发作频繁或含服硝酸甘油效果不好的病人，可静脉滴注硝酸甘油，但注意滴速，需监测血压、心率变化，以免造成血压降低。青光眼、低血压者禁忌。

4. 饮食护理

给予低热量、低脂肪、低胆固醇、少糖、少盐、适量蛋白质、丰富的维生素饮食，宜少食多餐，不饮浓茶、咖啡，避免辛辣刺激性食物。

5. 健康教育

（1）饮食指导。告诉病人宜摄入低热量、低动物脂肪、低胆固醇、少糖、少盐、适量蛋白质食物，饮食中应有适量的纤维素和丰富的维生素，宜少食多餐，不宜过饱，不饮浓茶、咖啡，避免辛辣刺激性食物。肥胖者控制体重。

（2）预防疼痛。寒冷可使冠状动脉收缩，加重心肌缺血，故冬季外出应注意保暖。告诉病人不要在饱餐或饥饿时洗澡，洗澡水温不要过冷或过热，时间不宜过长，不要锁门，以防意外。有吸烟习惯的病人应戒烟，因为吸烟产生的一氧化碳影响氧合，会加重心肌缺氧，引发心绞痛。

（3）活动与休息。合理安排活动和休息，缓解期可适当活动，但应避免剧烈运动（如快速登楼、追赶汽车），保持情绪稳定，避免过劳。

（4）定期复查。定期检查心电图、血脂、血糖情况，积极治疗高血压，控制血糖和血脂。如出现不适，疼痛加重，用药效果不好，应到医院就诊。

（5）按医嘱服药。平时要随身携带保健药盒（内有保存在深色瓶中的硝酸甘油等药物）以备急用，并注意定期更换。学会自我监测药物的不良反应，自测脉率、血压，密切观察心率血压变化，如发现心动过缓，应到医院调整药物。

二、急性心肌梗死

急性心肌梗死是在冠状动脉硬化的基础上，冠状动脉血供应急剧减少或中断，使相应的心肌发生严重持久的缺血导致心肌坏死。临床表现为持久的胸前区疼痛、发热、血白细胞计数增多、血清心肌坏死标记物增多和心电图进行变化，还可发生心律失常、休克或心力衰竭三大并发症，亦属于急性冠状动脉综合征的严重类型。

（一）病因与发病机制

基本病因是冠状动脉粥样硬化，造成一支或多支血管狭窄，在侧支循环未建立时，使心肌供血不足。也有极少数病人以冠状动脉栓塞、炎症、畸形、痉挛和冠状动脉口阻塞为基本病因。

在冠状动脉严重狭窄的基础上，一旦心肌需血量猛增或冠状动脉血供锐减，使心肌缺血达 20~30 分钟或以上，即可发生急性心肌梗死。

研究证明，多数心肌梗死是由于粥样斑块破溃、出血、管腔内血栓形成，使管腔闭塞。还有部分病人是由于冠状动脉粥样斑块内或其下出血或血管持续痉挛，也可使冠状动脉完全闭塞。

促使粥样斑块破裂、出血、血栓形成的诱因有：①机体交感神经活动增高，应激反应性增强，心肌收缩力加强、心率加快、血压增高。②饱餐，特别在食用大量脂肪后，使血脂升高，血黏稠度增高。③剧烈活动、情绪过分紧张或过分激动、用力排便或血压突然升高，均可使左心室负荷加重。④脱水、出血、手术、休克或严重心律失常，可使心排血量减少，冠状动脉灌注减少。

急性心肌梗死发生并发症，均可使冠状动脉灌注量进一步降低，心肌坏死范围扩大。

（二）临床表现

1. 先兆表现

50%以上的病人发病数日或数周前有胸闷、心悸、乏力、恶心、大汗、烦躁、血压波动、心律失常、心绞痛等前驱症状。以新发生的心绞痛，或原有心绞痛发作频繁且程度加重、持续时间长、服用硝酸甘油效果不好为常见。

2. 主要症状

（1）疼痛。为最早、最突出的症状，其性质和部位与心绞痛相似，但程度更剧烈，伴有烦躁、大汗、濒死感。一般无明显的诱因，疼痛可持续数小时或数天，经休息和含服硝酸甘油无效。少数病人症状不典型，疼痛可位于上腹部或颈背部，甚至无疼痛表现。

（2）全身症状。一般在发生疼痛 24～48 小时或以后，出现发热、心动过速。一般发热体温在 38℃左右，多在 1 周内恢复正常。可有胃肠道症状如恶心、呕吐、上腹胀痛现象，重者可有呃逆。

（3）心律失常。有 75%～95%的病人发生心律失常，多发生于病后 1～2 天，前 24 小时内发生率最高，以室性心律失常最多见，如频发室性期前收缩，成对出现或呈短阵室性心动过速，常是出现室颤的先兆。室颤是急性心肌梗死早期病人死亡的主要原因。

（4）心源性休克。疼痛时常见血压下降，如疼痛缓解时收缩压低于 80mmHg（10.7kPa），同时伴有烦躁不安、面色苍白或发绀、皮肤湿冷、脉搏细速、尿量减少、反应迟钝，则为休克表现，约 20%的病人常于心肌梗死后数小时至 1 周内发生。

（5）心力衰竭。约 50%的病人在起病最初几天，疼痛或休克好转后，出现呼吸困难、咳嗽、发绀、烦躁等左侧心力衰竭的表现，重者可发生急性肺水肿，随后可出现颈静脉怒张、肝大、水肿等右侧心力衰竭的表现。右心室心肌梗死病人在发病开始即可出现右侧心力衰竭表现，同时伴有血压下降现象。

3. 体征

多数病人心率增快，但也有少数病人心率变慢，心尖部第一心音减低，出现第三、四心音奔马律。有 10%~20%的病人在发病的 2~3 天，由于反应性纤维性心包炎，可出现心包摩擦音。可有各种心律失常现象。

除极早期血压可增高外，随之几乎所有病人都会出现血压下降现象，发病前高血压病人血压可降至正常，而且多数病人不再恢复起病前血压水平。

可有与心律失常、休克、心力衰竭相关体征。

4. 其他并发症

乳头肌功能不全或断裂、心室壁瘤、栓塞、心脏破裂、心肌梗死后综合征等。

（三）辅助检查

1. 心电图改变

（1）特征性改变。①面向坏死区的导联，出现宽而深的异常 Q 波。②在面向坏死区周围损伤区的导联，出现 ST 段抬高呈弓背向上。③在面向损伤区周围心肌缺氧区的导联，出现 T 波倒置。④在背向心肌梗死的导联则出现 R 波增高、ST 段压低、T 波直立并增高。

（2）动态性改变。起病数小时后 ST 段弓背向上抬高，与直立的 T 波连接成单向曲线；2 天内出现病理性 Q 波，R 波减低；数日后 ST 段恢复至基线水平，T 波低平、倒置或双向；数周后 T 波可倒置，病理性 Q 波永久遗留。

2. 实验室检查

（1）肌红蛋白。肌红蛋白敏感性高但特异性不高，起病后 2 小时内升高，12 小时内达到高峰，24~48 小时恢复正常。

（2）肌钙蛋白。肌钙蛋白 I 或肌钙蛋白 T 起病后 3~4 小时升高。肌钙蛋白 I 11~24 小时达到高峰，7~10 天恢复正常。肌钙蛋白 T 24~48 小时达到高峰，10~14 天恢复正常。

这些心肌结构蛋白含量增加是诊断心肌梗死的敏感指标。

（3）血清心肌酶。出现肌酸激酶同工酶 CK-MB、磷酸肌酸激酶、门冬氨酸氨基转移酶、乳酸脱氢酶升高现象，其中磷酸肌酸激酶是出现最早、恢复最早的酶，肌酸激酶同工酶 CK-MB 诊断敏感性和特异性均极高，起病 4 小时内增高，16~24 小时达到高峰，3~4 天恢复正常。增高程度与梗死的范围呈正相关，其高峰出现时间是否提前有助于判断溶栓治疗是否成功。

（4）血细胞。发病 24~48 小时后白细胞升高（10~20）$\times10^9$/L，中性粒细胞增多，嗜酸性粒细胞减少；红细胞沉降率增快；C 反应蛋白增高。

（四）治疗

急性心肌梗死治疗原则是尽快恢复心肌血流灌注，挽救心肌，缩小心肌缺血范围，防止梗死面积扩大，保护和维持心功能，及时处理各种并发症。

1. 一般治疗

（1）休息。急性期卧床休息 12 小时，若无并发症，24 小时内应鼓励病人床上活动肢体，第 3 天可床边活动，第 4 天起逐步增加活动量，1 周内可达到每日 3 次步行 100~150 米。

（2）监护。急性期进行心电图、血压、呼吸监护，密切观察生命体征变化和心功能变化。

（3）吸氧。急性期持续吸氧每分钟 4~6L，如发生急性肺水肿，按其处理原则处理。

（4）抗凝治疗。无禁忌证病人嚼服肠溶阿司匹林 150~300mg，连服 3 天，以后改为每天 75~150mg，长期服用。

2. 解除疼痛

哌替啶 50~100mg 肌内注射或吗啡 5~10mg 皮下注射，必要时 1~2 小时可重复使用 1 次，以后每 4~6 小时重复使用，用药期间要注意防止呼吸抑制。疼痛轻的病人可应用可待因或罂粟碱 30~60mg 肌内注射或口服。也可用硝酸甘油静脉滴注，但须注意心率、血压变化，防止心率增快、血压下降。

3. 心肌再灌注

心肌再灌注是一种积极治疗措施，应在发病 12 小时内，最好在 3~6 小时进行，使冠状动脉再通，心肌再灌注，使濒临坏死的心肌得以存活，坏死范围缩小，减轻梗死后心肌重塑，改善预后。

（1）经皮冠状动脉介入治疗（PCI）。实施 PCI 首先要有具备实施介入治疗条件，并建立急性心肌梗死急救的绿色通道，病人到院明确诊断之后，既要对病人给予常规治疗，又要在做好术前准备的同时将病人送入心导管室。

1）直接 PCI 适应证。①ST 段抬高和新出现左束支传导阻滞。②ST 段抬高性心肌梗死并发休克。③非 ST 段抬高性心肌梗死，但梗死的动脉严重狭窄。④有溶栓禁忌证，又适宜再灌注治疗的病人。

注意事项：①发病 12 小时以上病人不宜实施 PCI。②对非梗死相关的动脉不宜实施 PCI。③心源性休克须先行主动脉球囊反搏术，待血压稳定后方可实施 PCI。

2）补救 PCI。对于溶栓治疗后仍有胸痛，抬高的 ST 段降低不明显，应实施补救 PCI。

3）溶栓治疗再通后 PCI。溶栓治疗再通后，在 7～10 天行冠状动脉造影，对残留的狭窄血管且适宜行 PCI 的，可进行 PCI。

（2）溶栓疗法。对于由于各种原因没有进行介入治疗的病人，在无禁忌证的情况下，可尽早行溶栓治疗。

1）适应证。①2 个以上（包括 2 个）导联 ST 段抬高或急性心肌梗死伴左束支传导阻滞，发病时长小于 12 小时，年龄小于 75 岁。②ST 段抬高明显心肌梗死病人，年龄大于 75 岁。③ST 段抬高性心肌梗死发病已达 12～24 小时，但仍有胸痛、广泛 ST 段抬高者。

2）禁忌证。①既往病史中有出血性脑卒中。②近 1 年内有过缺血性脑卒中、脑血管病。③颅内肿瘤。④近 1 个月有过内脏出血或已知出血倾向。⑤正在使用抗凝药。⑥近 1 个月有创伤史、长于 10 分钟的心肺复苏；近 3 周内有外科手术史；近 2 周内有在不能压迫部位的大血管穿刺术。⑦未控制高血压高于 180/110mmHg。⑧未排除主动脉夹层。

3）常用溶栓药物。尿激酶（UK）在 30 分钟内静脉滴注 150 万～200 万 U；链激酶（SK）、重组链激酶（rSK）在 1 小时内静脉滴注 150 万 U。应用链激酶须注意有无过敏反应，如寒战、发热等。重组组织型纤溶酶原激活药（rt-PA）在 90 分钟内静脉给药 100mg，先静脉注射 15mg，继而在 30 分钟内静脉滴注 50mg，随后 60 分钟内静脉滴注 35mg。另外，在用 rt-PA 前后均需静脉滴注肝素，应用 rt-PA 前需用肝素 5 000U，用 rt-PA 后须每小时静脉滴注肝素 700～

1 000U,持续使用 2 天。之后 3~5 天，每 12 小时皮下注射肝素 7 500U 或使用低分子肝素。

血栓溶解指标：①抬高的 ST 段 2 小时内回落 50%。②2 小时内胸痛消失。③2 小时内出现再灌注性心律失常。④血清 CK-MB 酶峰值提前出现。

4. 心律失常处理

室性心律失常常可引起猝死，应立即处理，首选给予利多卡因静脉注射，反复出现可使用胺碘酮治疗，发生室颤时立即实施电复律；对房室传导阻滞，可用阿托品、异丙肾上腺素等药物，严重者须安装人工心脏起搏器。

5. 控制休克

补充血容量，应用升压药物及血管扩张药，纠正酸碱平衡紊乱。如处理无效时，应选用在主动脉内球囊反搏术的支持下，积极行经皮冠状动脉成形术或支架置入术。

6. 治疗心力衰竭

主要是治疗急性左侧心力衰竭。急性心肌梗死 24 小时内禁止使用洋地黄制剂。

7. 二级预防

预防动脉粥样硬化、冠心病的措施属于一级预防，对于已经患有冠心病、心肌梗死病人预防再次梗死，防止发生心血管事件的措施属于二级预防。

二级预防措施有：①应用阿司匹林或氯吡格雷等药物，抗血小板集聚。应用硝酸酯类药物，抗心绞痛治疗。②预防心律失常，减轻心脏负荷。控制血压在 140/90mmHg 以下，合并糖尿病或慢性肾功能不全应控制在 130/80mmHg 以下。③戒烟，控制血脂。④控制饮食，治疗糖尿病，糖化血红蛋白应低于 7%，体重指数应控制在标准体重之内。⑤对病人及家属要普及冠心病相关知识教育，鼓励病人有计划、适当地运动。

（五）护理

1. 身心休息

急性期绝对卧床，减少心肌耗氧，避免诱因。保持安静，减少探视，避免不良刺激，保证睡眠。陪伴和安慰病人，操作熟练，有条不紊，理解并鼓励病人表达恐惧。

2. 改善活动耐力

改善活动耐力，帮助病人制订逐渐活动计划。对于有固定时间和情境出现疼痛的病人，可预防性给药。若病人在活动后出现呼吸加快或困难、脉搏过快或停止后 3 分钟未恢复，血压异常、胸痛、眩晕，应停止活动，并以此作为限制最大活动量的指标。

3. 病情观察

监护 5~7 天，监测心电图、心率、心律、血压、血流动力学，有并发症应延长监护时间。如心率、心律和血压变化，出现心律失常，特别是室性心律失常和严重的房室传导阻滞、休克的情况，应及时报告医师处理。观察尿量、意识改变，以帮助判断休克的情况。

4. 吸氧

前 3 天给予高流量吸氧每分钟 4～6L，而后可间断吸氧。如发生急性肺水肿，按其处理原则护理。

5. 镇痛护理

遵医嘱给予哌替啶、吗啡、哌替啶等镇痛药物，对于烦躁不安的病人可给予地西泮肌内注射。观察疼痛性质及其伴随症状的变化，注意有无呼吸抑制、心率加快等不良反应。

6. 防止便秘护理

向病人强调预防便秘的重要性，食用富含纤维食物。注意饮水，每天 1 500mL。遵医嘱长期服用缓泻药，保证排便通畅。必要时应用润肠药、低压灌肠等。

7. 饮食护理

给予低热量、低脂、低胆固醇和高维生素饮食，少量多餐，避免刺激性食品。

8. 溶栓治疗护理

溶栓前要建立并保持静脉通道畅通。仔细询问病史，排除溶栓禁忌证；溶栓前须检查血常规、凝血时间、血型，配血备用。

溶栓治疗中观察病人有无寒战、皮疹、发热等过敏反应。应用抗凝药物如阿司匹林、肝素，使用过程中应严密观察有无出血倾向。应用溶栓治疗时应严密监测出凝血时间和纤溶酶原，防止出血，注意观察有无牙龈、皮肤、穿刺点出血，观察尿、粪便的颜色。出现大出血时须立即停止溶栓，输鱼精蛋白、输血。

溶栓治疗后应定时记录心电图、检查心肌酶谱，观察胸痛有无缓解。

9. 经皮冠状动脉介入治疗后护理

防止出血与血栓形成，停用肝素 4 小时后复查全血凝固时间，若凝血时间在正常范围之内，拔除动脉鞘管，压迫止血，加压包扎，病人继续卧床 24 小时，术肢制动。同时，严密观察生命体征，有无胸痛。观察足背动脉搏动情况，鞘管留置部位有无出血、血肿。

10. 预防并发症

（1）预防心律失常及护理。急性期要持续心电监护，发现频发室性期前收缩，成对的、多源性的、呈 RonT 现象的室性期前收缩或发现房室传导阻滞时，应及时通知医师处理，遵医嘱应用利多卡因等抗心律失常药物，同时要警惕发生室颤、猝死。

电解质紊乱、酸碱失衡也是引起心律失常的重要因素，要监测电解质和酸碱平衡状态，准备好急救药物和急救设备如除颤器、起搏器等。

（2）预防休克及护理。遵医嘱给予扩容、纠酸、血管活性药物，避免脑缺血，保护肾功能，让患者取平卧位或头低足高位。

（3）预防心力衰竭及护理。在起病最初几天甚至在心肌梗死演变期内，急性心肌梗死的病人可以发生心力衰竭，多表现为左侧心力衰竭。因此要严密观察病人有无咳嗽、咳痰、呼吸困难、尿少等症状，观察肺部有无湿性啰音。避免情绪烦躁、饱餐、用力排便等加重心脏负荷的因素。如发生心力衰竭，即进行相应护理。

11. 健康教育

（1）养成良好生活习惯。调整生活方式，缓解压力，克服不良情绪，避免饱餐、寒冷刺激。洗澡时应注意：不在饱餐和饥饿时洗，水温和体温相当，时间不要过长，卫生间不上锁，必要时有人陪同。

（2）积极治疗危险因素。积极治疗高血压、高血脂、糖尿病，控制体重于正常范围，戒除烟酒。自觉落实二级预防措施。

(3) 按时服药。了解所服药物作用、不良反应，随身带药物和保健卡。按时服药、定期复查，终身随诊。

(4) 合理饮食。食用低热量、低脂、低胆固醇，总热量不宜过高的饮食，以维持正常体重为度。清淡饮食，少量多餐。避免大量刺激性食品。多食含纤维素和果胶的食物。

第二节 原发性高血压

原发性高血压是以血压升高为主要临床表现伴或不伴有多种血管危险因素的综合征，通常简称为高血压病。原发性高血压是临床最常见的心血管疾病之一，也是多种心、脑血管疾病的重要危险因素，长期高血压状态可影响重要脏器如心、脑、肾的结构与功能，最终导致这些器官的功能衰竭。原发性高血压应与继发性高血压相区别，后者约占5%，其血压升高只是某些疾病的临床表现之一，如能及时治疗原发病，血压可恢复正常。

一、流行病学

高血压患病率有地域、年龄、种族的差别，总体上发达国家高于发展中国家。我国流行病学调查显示，高血压患病率呈明显上升趋势，估计我国每年新增高血压病病人1 000万人。城市高于农村，北方高于南方。男、女患病率差别不大，女性更年期以前略低于男性，更年期以后高于男性，两性原发性高血压患病率均与年龄呈正比。近年来，我国高血压人群的知晓率、治疗率、控制率虽略有提高，但仍处于较低水平，尤其是城市与农村存在较大差别。

二、病因与发病机制

原发性高血压为多因素疾病，是在一定的遗传易感性基础上，多种后天环境因素综合作用的结果。一般认为遗传因素约占40%，环境因素约占60%。

（一）病因

1. 遗传因素

本病有较明显的家族聚集性，约60%高血压患者可询问到有高血压家族史。双亲均有高血压的正常血压子女，成年后发生高血压的比例增高。这些均提示本病是一种多基因遗传病，有遗传学基础或伴有遗传生化异常。

2. 环境因素

（1）饮食。人群中钠盐（氯化钠）摄入量与血压水平和高血压患病率呈正相关，而钾盐摄入量与血压水平呈负相关。高钠、低钾膳食是我国大多数高血压患者发病的主要危险因素。但改变钠盐摄入并不能影响所有病人的血压水平，摄盐过多导致血压升高主要见于对盐敏感的人群中。低钙、高蛋白质摄入、饮食中饱和脂肪酸或饱和脂肪酸与不饱和脂肪酸比值较高也属于升压饮食。吸烟、过量饮酒或长期少量饮酒也与血压水平线性相关。

（2）超重与肥胖。超重与肥胖是血压升高的另一重要危险因素。身体脂肪含量、体重指数（BMI）与血压水平呈正相关。BMI≥24kg/m^2 者发生高血压的风险是正常体重指数者的3~4倍。身体脂肪的分布与高血压发生也相关，腹部脂肪聚集越多，血压水平就越高。男性腰围大于或等于90cm，女性腰围大于或等于85cm，发生高血压的危险比正常腰围者大4倍以上。

（3）精神应激。人在长期精神紧张、压力、焦虑或长期环境噪声、视觉刺激下也可引起高血压，因此，城市脑力劳动者高血压患病率超过体力劳动者，从事精神紧张度高的职业和长期在噪声环境中工作者患高血压的较多。

3. 其他因素

服用避孕药、阻塞性睡眠呼吸暂停综合征（SAHS）也与高血压的发生有关。口服避孕药引起的高血压一般为轻度，并且停药后可逆转。约50%SAHS患者有高血压。

（二）发病机制

高血压的发病机制，即遗传与环境通过什么途径和环节升高血压，至今还没有一个完整统一的认识。高血压的血流动力学特征主要是总外周阻力相对或绝对增高。从总外周血管阻力增高出发，目前高血压的发病机制较集中在以下几个环节。

1. 交感神经系统亢进

长期反复的精神应激使大脑皮质兴奋、抑制平衡的功能失调，导致交感神经系统活性亢进，血浆儿茶酚胺浓度升高，从而使小动脉收缩，周围血管阻力增强，血压上升。

2. 肾性水钠潴留

各种原因引起肾性水钠潴留，机体为避免心排血量增高使器官组织过度灌注，则通过血流自身调节机制使全身阻力小动脉收缩增强，而致总外周血管阻力和血压升高。也可能通过排钠激素分泌释放增加，例如内源性类洋地黄物质，在排泄水钠的同时使外周血管阻力增高。

3. 肾素-血管紧张素-醛固酮系统（RAAS）激活

肾脏球旁细胞分泌的肾素可激活肝脏合成的血管紧张素原（AGT）转变为血管紧张素Ⅰ（ATⅠ），后者经过肺、肾等组织时在血管紧张素转换酶（ACE，又称激肽酶Ⅱ）的活化作用下转化成血管紧张素Ⅱ（ATⅡ）。后者还可在酶的作用下转化成ATⅢ。此外，脑、心脏、肾、肾上腺、动脉等多种器官组织可局部合成ATⅡ、醛固酮，成为组织RAAS系统。ATⅡ是RAAS的主要效应物质，它作用于血管紧张素Ⅱ受体，使小动脉平滑肌收缩；可刺激肾上腺皮质球状带分泌醛固酮，引起水钠潴留；通过交感神经末梢突触前膜的正反馈使去甲肾上腺素分泌增加而升高血压。总之，RAAS过度激活将导致高血压的产生。

4. 细胞膜离子转运异常

血管平滑肌细胞有许多特异性的离子通道、载体和酶，组成细胞膜离子转运系统，维持细胞内外钠、钾、钙离子浓度的动态平衡。遗传性或获得性细胞离子转运异常，可导致细胞内钠、钙离子浓度升高，膜电位降低，激活平滑肌细胞兴奋-收缩偶联，使血管收缩反应性增强和平滑肌细胞增生与肥大，血管阻力增高。

5. 胰岛素抵抗

大多数高血压病人空腹胰岛素水平增高，而糖耐量有不同程度降低，提示有胰岛素抵抗现象。胰岛素抵抗致血压升高的机制可能是胰岛素水平增高会产生如下现象：①肾小管对钠的重吸收增加；②交感神经活动增强；③细胞内钠、钙浓度增加；④刺激血管壁增生肥厚。

三、病理

小动脉病变是本病最重要的病理改变，早期是全身小动脉痉挛，长期反复的痉挛最终导致血管壁的重构，即管壁纤维化，变硬，管腔狭窄，导致重要靶器官如心、脑、肾、视网膜组织缺血损伤。高血压后期可促进动脉粥样硬化的形成及发展，该病变主要累及体循环大、中动脉而致主动脉夹层或冠心病。全身小动脉管腔狭窄导致外周血管阻力持续上升引起的心脏结构改变主要是左心室肥厚和扩大。

四、临床表现

根据起病和病情进展的缓急及病程的长短，原发性高血压可分为两型：缓进型和急进型。前者又称良性高血压，绝大部分患者属于此型，后者又称恶性高血压，仅占患病率的1%~5%。

（一）缓进型（或良性）高血压

1. 临床特点

缓进型高血压多在中年以后起病，有家族史者发病可较早。起病多数隐匿，病情发展慢，病程长。早期患者血压波动，血压时高时正常，在劳累、精神紧张、情绪波动时易出现血压升高。休息、去除上述因素后，血压常可降至正常水平。随着病情的发展，血压可趋向持续性升高或波动幅度变小。患者的主观症状和血压升高的程度可不一致，约半数患者无明显症状，只是在体检或因其他疾病就医时才发现有高血压，少数患者则在发生心、脑、肾等器官的并发症时才明确高血压的诊断。

2. 症状

早期患者由于血压波动幅度大，可有较多症状。而在长期高血压后即使在血压水平较高时也可无明显症状。因此，无论有无症状，都应定期检测患者的血压。

（1）神经精神系统表现。头痛、头晕和头胀是高血压常见的神经系统症状，也可有头枕部或颈项扳紧感，高血压直接引起的头痛多发生在早晨，位于前额、枕部或颞部。经降压药物治疗后头痛可减轻。高血压引起的头晕可为暂时性或持续性，伴有眩晕者较少，与内耳迷路血管障碍有关，经降压药物治疗后症状可减轻。但要注意有时血压下降得过快过多也可引起头晕。部分患者有乏力、失眠、工作能力下降等情况。

（2）靶器官受损的并发症。

1）脑血管病：包括缺血性脑梗死、脑出血。

2）心脏：出现高血压性心脏病（左心室肥厚、扩张）、冠心病、心力衰竭。

3）肾脏：长期高血压致肾小动脉硬化，肾功能减退，称为高血压肾病，晚期出现肾功能衰竭。

4）其他：主动脉夹层、眼底损害。

3. 体征

听诊可闻及主动脉瓣区第二心音亢进、主动脉瓣区收缩期杂音（主动脉扩张致相对主动脉瓣狭窄）。长期高血压可有左心室肥厚，体检心界向左下扩大。左心室扩大致相对二尖瓣关闭不全时心尖区可闻及杂音及第四心音。

（二）急进型（或恶性）高血压

此型多见于年轻人，起病急骤，进展迅速，典型表现为血压显著升高，舒张压持续高于或等于 130mmHg。头痛且较剧烈、头晕、视力模糊、心悸、气促等。肾损害最为突出，有持续蛋白尿、血尿与管型尿。眼底检查有出血、渗出和乳头水肿。如不及时有效降压治疗，预后很差，常死于肾衰竭，少数因脑卒中或心力衰竭死亡。

（三）高血压危象

在紧张、疲劳、寒冷、嗜铬细胞瘤发作、突然停服降压药等诱因下，全身小动脉发生暂时性强烈痉挛，周围血管阻力明显增加，血压急剧上升，累及靶器官缺血而产生一系列急诊临床症状，称为高血压危象。在高血压早期与晚期均可发生。临床表现血压显著升高，以收缩压突然升高为主，舒张压也可升高。心率增快，可大于 110 次/分。患者出现头痛、烦躁、多汗、尿频、眩晕、耳鸣、恶心、呕吐、心悸、气急及视力模糊等症状。每次发作历时短暂，持续几分钟至数小时，偶可达数日，祛除诱因或及时降压，症状可逆转，但易复发。

（四）高血压脑病

产生的机制可能是由于过高的血压突破了脑血流自动调节范围，导致脑部小动脉由收缩转为被动性扩张，脑组织血流灌注过多引起脑水肿。临床表现除血压升高外，有脑水肿和颅内高压表现，表现为弥漫性剧烈头痛、呕吐，继而烦躁不安、视力模糊、黑矇、心动过缓、嗜睡甚至昏迷。如发生局限性脑实质损害，可出现定位体征，如失语、偏瘫和病理反射等。眼底检查视盘水肿、渗出和出血。颅部 CT 检查无出血灶或梗死灶。经积极降压治疗后临床症状和体征消失，一般不会遗留脑损害的后遗症。

五、辅助检查

（1）实验室检查。检查血常规、尿常规、肾功能、血糖、血脂、血尿酸等，可发现高血压对靶器官损害情况。

（2）心电图。可见左心室肥大、劳损。

（3）X 线检查。可见主动脉弓迂曲延长，左心室增大，出现心力衰竭时肺野可有相应的变化。

（4）超声心动图。了解心室壁厚度、心腔大小、心脏收缩和舒张功能、瓣膜情况等。

（5）眼底检查。有助于对高血压严重程度的了解，目前采用 Keith-Wagener 分级法，其分级标准如下：Ⅰ级，视网膜动脉变细，反光增强；Ⅱ级，视网膜动脉狭窄，动静脉交叉压迫；Ⅲ级，眼底出血或棉絮状渗出；Ⅳ级，视神经盘水肿。

（6）24 小时动态血压监测。有助于判断高血压的严重程度，了解其血压变异性和血压昼夜节律；指导降压治疗和评价降压药物疗效。

六、诊断

1. 高血压诊断

主要依据诊室血压，采用经核准的水银柱或电子血压计，测量安静休息坐位时上臂肱动脉部位血压。在未使用降压药的情况下，非同日（一般间隔 2 周）3 次测量血压，收缩压≥140mmHg 和（或）舒张压≥90mmHg 即诊断为高血压。收缩压≥140mmHg 和舒张压<90mmHg 为单纯收缩期高血压。患者既往有高血

压病史，目前正在使用降压药，血压虽然低于140/90mmHg，也诊断为高血压。

根据血压升高的水平，可进一步分为高血压1、2、3级（表4-1）。排除继发性高血压。

表4-1　血压水平的定义和分类

类别	收缩压（mmHg）	关系	舒张压（mmHg）
正常血压	<120	和	<80
正常高值	120~139	和（或）	80~89
高血压	≥140	和（或）	≥90
1级高血压（轻度）	140~159	和（或）	90~99
2级高血压（中度）	160~179	和（或）	100~109
3级高血压（重度）	≥180	和（或）	≥110
单纯收缩期高血压	≥140	和	<90

注：以上分类适用于男、女性和18岁以上的成人。当收缩压与舒张压分属于不同级别时，则以较高的作为定级标准。单纯收缩期高血压也可按照收缩压水平分为1、2、3级。

2. 高血压的危险分层

高血压病的严重程度并不单纯与血压的高度成正比，必须结合患者所具有的心血管疾病危险因素、靶器官的损害及并存的临床情况作出全面的评价（表4-2）。

表4-2　中国高血压防治指南对高血压患者的危险分层

	血压（mmHg）		
其他危险因素和病史	1级（收缩压140~159或舒张压90~99）	2级（收缩压160~179或舒张压100~109）	3级（收缩压≥180或舒张压≥110）
Ⅰ. 无其他危险因素	低危	中危	高危
Ⅱ. 1~2个其他危险因素	中危	中危	极高危
Ⅲ. ≥3个危险因素或靶器官损害	高危	高危	极高危
Ⅳ. 并存临床情况	极高危	极高危	极高危

（1）心血管疾病危险因素：①高血压1~3级。②吸烟。③男性大于55岁，女性大于65岁。④糖耐量异常和（或）空腹血糖升高。⑤血脂异常。⑥早发心

血管疾病家族史（一级女性亲属发病年龄小于50岁）。⑦腹型肥胖（男性腰围大于或等于90cm，女性腰围大于或等于≥85cm）或肥胖（BMI≥28kg/m^2）。

（2）靶器官损害：①左心室肥厚（心电图或超声心动图）。②蛋白尿和（或）血肌酐轻度升高（106~177μmol/L）。③超声或X线证实有动脉粥样硬化斑块（颈、髂、股或主动脉）。④视网膜动脉局灶或广泛狭窄。⑤颈、股动脉脉搏波速度大于12m/s（选择使用）。⑥踝/臂血压指数小于0.9（选择使用）。

（3）并存临床情况：①心脏疾病，心肌梗死、心绞痛、冠状动脉血运重建术后、心力衰竭。②脑血管疾病，脑出血、缺血性脑卒中、短暂性脑缺血发作。③肾脏疾病，糖尿病肾病、肾功能受损（男性血肌酐大于133μmol/L，女性血肌酐大于124μmol/L；蛋白尿大于300mg/24h）。④血管疾病，主动脉夹层、外周血管病。⑤视网膜病变，出血或渗出、视盘水肿。⑥糖尿病，空腹血糖≥7.0mmol/L；餐后血糖≥11.1mmol/L。

七、治疗

1. 治疗目的

高血压治疗的最终目的是降低高血压水平，减少高血压患者心、脑血管病的发病率和死亡率。

2. 血压控制目标

采取综合治疗措施（干预患者存在的危险因素或并存的临床情况），将血压降到患者能耐受的水平，目前主张一般高血压患者血压控制目标值至140/90mmHg以下，血压达标时间4~12周。65岁或以上的老年人单纯收缩期高血压的降压目标水平是收缩压（SBP）140~150mmHg，舒张压（DBP）低于90mmHg但不低于65~70mmHg。老年人对药物耐受性差，血压达标时间可适当延长。伴有糖尿病、慢性肾脏病、病情稳定的冠心病或脑血管疾病的高血压患者，治疗更应个体化，一般血压控制目标值低于130/80mmHg。

3. 治疗内容

（1）非药物治疗。改变不良的生活方式是治疗高血压的首要和基本措施，对全部高血压病患者均适用。

（2）药物治疗。凡高血压2级或以上病人；高血压合并糖尿病，或者已有心、脑、肾靶器官损害和并发症的病人；血压持续升高 6 个月以上，非药物治疗手段仍不能有效控制血压者，必须使用降压药物治疗。

1）常用降压药。目前常用降压药物可归纳为 5 类，即利尿剂、β 受体阻滞剂、钙通道阻滞剂、血管紧张素转换酶抑制剂及血管紧张素Ⅱ受体拮抗剂。α 受体阻滞剂或其他中枢性降压药有时亦可用于某些高血压患者。

2）用药原则。概括为“小剂量开始，联合用药，优先选用长效降压药，个体化降压，降压达标，长期维持”。

小剂量：选用的降压药应从小剂量开始，逐步递增剂量，达到满意血压水平所需药物的种类与剂量后进行长期维持降压治疗。

推荐应用长效制剂：可以有效控制夜间血压和晨峰血压，减少血压的波动，降低主要心血管事件发生的危险和防治靶器官损害，并提高用药的依从性。

联合用药：以增强降压疗效又减少不良反应，在低剂量单药降压效果不理想时，可以采用两种或多种药物联合治疗。

个体化：根据患者具体情况和耐受性及个人意愿或长期经济承受能力，选择适合患者的降压药。

3）常见药物组合。目前优先推荐的 2 种降压药物联合治疗方案是：二氢吡啶类钙通道阻滞剂（D-CCB）与 ARB/ACEI；ARB/ACEI/D-CCB 与噻嗪类利尿剂；D-CCB 与 β 受体阻滞剂。3 种降压药物合理的联合治疗方案除有禁忌证外必须包含利尿剂。

4）有合并症和并发症的降压治疗（表 4-3）。

表 4-3　高血压有合并症和并发症的降压治疗

合并症、并发症	降压药物
合并脑血管病	ARB、长效钙通道阻滞剂、ACEI 或利尿剂
合并心肌梗死	β 受体阻滞剂和 ACEI
合并稳定型心绞痛	β 受体阻滞剂和钙通道阻滞剂
并发心力衰竭	ACEI 或 ARB、β 受体阻滞剂和利尿剂
并发慢性肾衰竭	3 种或 3 种以上降压药
合并糖尿病	ACEI 或用 ARB，必要时用钙通道阻滞剂和小剂量利尿剂

（3）高血压急症的治疗。高血压急症是指短时期内（数小时或数天）血压

急骤升高，收缩压>200mmHg 和（或）舒张压>130mmHg，同时伴有心、脑、肾、视网膜等重要的靶器官功能损害的一种严重危及生命的临床综合征，其发生率占高血压患者的5%左右。

1）一般处理。见高血压急症的护理措施内容。

2）迅速降压。静脉给予适宜有效的降压药物，并加强血压监测。

3）控制性降压。短时间血压骤降，可能造成重要器官的血流灌注明显减少，应采取逐步控制性降压的方式，即开始的24小时内血压降低20%~25%，再将血压逐步降到适宜水平，48小时内血压不低于160/100mmHg。

4）降压药物选择。①硝普钠，首选药物，适用于大多数高血压急症。为动脉和静脉扩张剂，可即刻起效，静滴停止后作用持续时间1~2分钟。剂量0.25~10μg/（kg·min）。②其他，硝酸甘油、尼卡地平、地尔硫䓬、拉贝洛尔、乌拉地尔、肼屈嗪、酚妥拉明可根据病情选择使用。

5）降低颅内压。有高血压脑病时宜给予脱水剂，如甘露醇；或选择快速利尿剂如呋塞米静注。

6）镇静止痉。伴烦躁、抽搐者应用地西泮、巴比妥类药物肌内注射或水合氯醛灌肠。

八、主要护理诊断/问题

（1）疼痛：头痛。与血压升高有关。

（2）有受伤的危险。与头晕、视力模糊、意识改变或发生直立性低血压有关。

（3）潜在并发症：高血压急症。

（4）营养失调：高于机体需要量。与摄入过多、缺少运动有关。

（5）焦虑。与血压控制不满意、已发生并发症有关。

（6）知识缺乏。缺乏疾病预防、保健知识和高血压用药知识。

九、护理措施

1. 休息与活动

高血压初期可不限制一般的体力活动，但应避免重体力劳动，保证充足的睡眠。血压较高、症状频繁或有并发症的患者应多卧床休息，避免体力或脑力过度兴奋。

2. 病情观察

观察患者头痛情况，如疼痛程度、持续时间，是否伴有头晕、耳鸣、恶心、呕吐等症状。一旦发现血压急剧升高、剧烈头痛、呕吐、大汗、视力模糊、面色及神志改变、肢体运动障碍等症状，应立即通知医生。

3. 对症护理

（1）头痛。及时进行头痛原因解释，指导使用放松方法，如听柔和音乐法、缓慢呼吸等。协助病人卧床休息，抬高床头，改变体位的动作应缓慢。保持病室安静，减少声光刺激，限制探视人员。遵医嘱使用降压药，并半小时后监测血压。症状缓解后告知病人平时避免劳累、情绪激动、精神紧张、环境嘈杂等不良因素；教会患者及家属采取肩颈部按摩及放松等技巧，以改善头痛情况。

（2）视力模糊。保证病人安全，应清除活动范围内的障碍物，保持地面干燥、室内光线良好。外出时有人陪伴。

（3）直立性低血压。又称直立性低血压，是由于体位的改变，如从平卧位突然转为直立，或长时间站立发生的脑供血不足引起的低血压。通常认为，在改变体位为直立位的 3 分钟内，收缩压下降大于 20mmHg 或舒张压下降大于 10mmHg，同时伴有肢软乏力、头晕目眩、站立不稳、视物模糊、心悸、出汗、恶心、呕吐等，即为直立性低血压。措施：①告知患者直立性低血压的表现。应特别注意在联合用药、服首剂药物或加量时容易发生直立性低血压，服药后不要突然站起，最好静卧 1~2 小时再缓慢起床活动。②指导患者预防直立性低血压的方法。避免长时间站立，尤其在服药后最初几个小时；改变姿势，特别是从卧、坐位起立时，动作宜缓慢；服药时间可选在平静休息时，服药后继续休息片刻再活动；如有睡前服药，夜间起床排尿时应注意直立性低血压的发生；大量出汗、热水浴或蒸汽浴、饮酒等都是发生直立性低血压的诱因，应该注意避免。③发生直立性低血压时可平卧并抬高下肢，以促进下肢血液回流。

（4）高血压急症。①患者绝对卧床休息，抬高床头，避免一切不良刺激和不必要的活动，协助生活护理。②保持呼吸道通畅。有抽搐者用牙垫置于上下磨牙间防止舌咬伤；呕吐时头偏向一侧，以防止误吸；呼吸道分泌物较多但患者无法自行排出时，应及时用吸引器吸出。③吸氧每分钟4~5L，连接床边心电监护仪，实时监测心电、血压、呼吸。④安定患者情绪，必要时用镇静剂。⑤迅速建立静脉通路，遵医嘱应用降压药物，尽早将血压降至安全范围。⑥严密观察病情。定时观察并记录生命体征、神志、瞳孔、尿量，特别注意避免出现血压骤降；观察患者头痛、烦躁等症状有无减轻，有无肢体麻木、活动不灵、语言不清、嗜睡等情况。⑦硝普钠使用注意事项。本药对光敏感，溶液稳定性较差，滴注溶液应现配现用并注意避光。新配溶液为淡棕色，如变为暗棕色、橙色或蓝色，应弃去重新配制。溶液内不宜加入其他药品，应单独使用一条静脉通路，以微量泵控制注入滴速，若静脉滴注已达10μg/（kg·min），经10分钟降压仍不满意，应通知医生考虑停用本药，更换降压药。持续静脉滴注一般不超过72小时，以免发生氰化物中毒。

4. 用药护理

遵医嘱应用降压药物，测量血压的变化以判断疗效，观察药物不良反应。

十、健康教育

高血压病病程很长，发展也不平衡，为了使患者血压控制在适当水平，应教育患者严格遵循自我护理计划，从而延缓或逆转高血压所造成的靶器官损害。

1. 改变生活方式

合理膳食，限盐少脂，戒烟限酒；适量运动，控制体重；心理平衡（表4-4）。

表4-4　高血压治疗中生活方式的改善措施及成效

措施	推荐方法	相当的收缩压降低范围
减轻体重	保持正常体重	5~10mmHg/减轻10kg体重
采用DASH饮食计划	选用富含水果、蔬菜、低脂肪（低饱和脂肪酸和总脂肪含量）饮食	8~14mmHg
低钠饮食	减少每日钠摄入量，不超过2.4g钠或6g氯化钠水平	2~8mmHg
体育锻炼	规律的有氧体育运动，如慢跑（每天至少30分钟，每周不少于3次）	4~9mmHg
限酒	男性每日饮酒不超过2杯（白酒小于1两、葡萄酒小于2两、啤酒小于5两），女性和体重较轻者每日饮酒不超过1杯	2~4mmHg

（1）食物的选择建议。以控制总热量为原则。①主食：提倡三餐中有两餐吃未精制的全谷类，如糙米饭、全麦面包、全麦馒头等。豆类和根茎淀粉类食物可搭配食用，如红豆粥、绿豆粥、地瓜、马铃薯等。少吃葡萄糖、果糖及蔗糖，这类糖属于单糖，易引起血脂升高。②钠盐：尽量减少烹调用盐，建议使用可定量的盐勺，每日食盐量以不超过 6g 为宜。减少味精、酱油等含钠盐的调味品。少食或不食含钠盐较高的加工食品，如各种腌制品或各类炒货。肾功能良好者可使用含钾的烹饪盐。③蔬菜水果、奶类：可保证充足的钾、钙摄入。每天吃新鲜蔬菜、水果可预防便秘，以免用力排便使血压上升，诱发脑血管破裂。奶类以低脂或脱脂奶及乳制品为好，可单独饮用或搭配其他食物，如蔬菜、果汁食用。油菜、芹菜、蘑菇、木耳、虾皮、紫菜等食物含钙量较高，可适度选食。④脂肪：烹调时选用植物油，如橄榄油、麻油、花生油、茶油等，动物油、奶油尽量不用。尽量不吃油炸食物，有条件者可吃深海鱼油，其含有较多的亚油酸，对增加微血管的弹性，防止血管破裂，防止高血压并发症有一定的作用。⑤蛋白质：以豆制品、鱼、不带皮的家禽为主，少吃红肉（即家畜类）。鱼以外的海产品、动物内脏、蛋类胆固醇含量高，尽量避免食用或少食。

（2）控制体重。适当降低升高的体重，减少体内脂肪含量，可显著降低血压。最有效的减重措施是控制能量摄入和增加体力活动。减重的速度因人而异，体重以每周减重 0.5~1.0kg 为宜。重度肥胖者还可在医生指导下选用减肥药降低体重。

（3）合理运动。根据年龄和血压水平选择适宜的运动方式，对中老年人应包括有氧、伸展及增强肌力 3 类运动，具体项目可选择步行、慢跑、太极拳、气功等。运动强度因人而异，常用的运动强度指标为运动时最大心率 = 170 - 年龄，如 50 岁的人运动心率为 120 次/分钟，运动频率一般每周 3~5 次，每次持续 30~60 分钟。注意劳逸结合，运动强度、时间和频度以不出现不适反应为度，避免竞技性和力量型运动。

（4）心理平衡。情绪激动、精神紧张、精神创伤等可使交感神经兴奋，血压上升，故应指导患者减轻精神压力，保持心态平和。工作时保持轻松愉快的情绪，避免过度紧张，在工作 1 小时后最好能休息 5~10 分钟，可做操、散步等调节自己的神经。心情郁怒时，要学会转移注意力，通过轻松愉快的方式来松弛自己的情绪。忌情绪激动、暴怒，防止发生脑出血。生活环境应安静，避免噪声刺激和引起精神过度兴奋的活动。

2. 自我病情监测

（1）定时测量血压。家庭测量血压多用上臂式全自动或半自动电子血压计，应教会患者和家属正确测量血压的方法及测压时注意事项。家庭血压值一般低于诊室血压值，高血压的诊断标准为大于或等于135/85mmHg，与诊室血压的140/90mmHg相对应。建议每天早晨和晚上测量血压，每次2~3遍，取平均值。血压控制平稳者，可每周测量1次。详细记录每次测量的日期、时间及血压读数，每次就诊携带记录，作为医生调整药量或选择用药的依据。对于精神高度焦虑的患者，不建议自测血压。

（2）测量血压时的注意事项。①血压计要定期检查，以保持其准确性，并应放置平稳，切勿倒置或震荡。②应尽量做到四定，即定时间、定部位、定体位、定血压计。③对偏瘫病人，应在健侧手臂上测量。④选择合适的测压环境，应在安静、温度适当的环境里休息5~10分钟后进行血压测量，避免在应激状态下如膀胱充盈或吸烟、受寒、喝咖啡后测压。

3. 用药指导

（1）合理降压。尽量将血压降至目标血压水平，但应注意温和降压，而非越快越好。

（2）坚持服药。强调长期药物治疗的重要性，用降压药物使血压降至理想水平后，应继续服用维持量，以保持血压相对稳定，对无症状者更应强调。告知有关降压药物的名称、剂量、用法、作用及不良反应，并提供书面材料。

（3）遵医嘱服药。指导患者必须遵医嘱按时按量服药，不要随意增减药物、漏服或频繁更换降压药，更不能擅自突然停药，以免引起血压波动，诱发高血压危象。高血压伴有冠心病的患者若突然停用β受体阻滞剂还可诱发心绞痛、心肌梗死。

（4）长期用药要注意对药物不良反应的观察。

4. 定期复诊

根据病人的总危险分层及血压水平决定复诊时间。危险分层属低危或中危者，可安排病人每1~3个月随诊1次；若为高危者，则应至少每个月随诊1次。

第五章

消化内科疾病的护理

第一节　胃癌

胃癌是指发生在胃黏膜上皮的恶性肿瘤，是最常见的恶性肿瘤之一，在各种恶性肿瘤中胃癌居首位，好发年龄为50岁以上，男女发病率之比为2 ∶ 1。

胃癌的发生是多因素长期作用的结果。环境因素在胃癌的发生中居支配地位，而宿主因素居从属地位。幽门螺杆菌感染、饮食、吸烟及宿主的遗传易感性是影响胃癌发生的重要因素。

一、临床表现

1. 症状

（1）早期胃癌。70%以上毫无症状，有症状者一般不典型，上腹轻度不适是最常见的初发症状，与消化不良或胃炎相似。

（2）进展期胃癌。既往无胃病史，但近期出现原因不明的上腹不适或疼痛；或既往有胃溃疡病史，近期上腹痛频率加快、程度加重。

1）上腹部饱胀。常为老年人进展期胃癌的最早症状，有时伴有嗳气、反酸、呕吐。若癌灶位于贲门，可感到进食不通畅；若癌灶位于幽门，出现梗阻时，患者可呕吐出腐败的隔夜食物。

2）食欲减退、消瘦乏力。据统计，约50%的老年患者有明显的食欲减退、日益消瘦、乏力症状，有40%~60%的患者因消瘦而就医。

3）消化道出血。呕血（10%）、排黑便（35%）及持续粪便潜血（60%~80%）（量少，肉眼看无血但化验可发现）阳性。

（3）终末期胃癌死亡前的症状

1）常有明显消瘦、贫血、乏力、食欲缺乏、精神萎靡等恶病质症状。

2）多有明显的上腹持续疼痛，癌灶溃疡、侵犯神经或骨膜引起疼痛。

3）可能大量呕血、排黑便等，常因胃穿孔、幽门梗阻致恶心、呕吐、吞咽困难或上腹饱胀加剧。

4）腹部包块或左锁骨上可触及较多较大的质硬不活动的融合成团的转移淋巴结。

5）有癌细胞转移的淋巴结增大融合压迫大血管致肢体水肿、心包积液；胸腹腔转移致胸、腹腔积液，难以消除的过多腹腔积液致腹部膨隆胀满。

6）肝内转移或肝入口处转移淋巴结增大融合成团或该处脉管内有癌栓堵塞引起黄疸、肝大。

7）常因免疫力差及肠道通透性增高引起肠道微生物移位入血致频繁发热，或胸腔积液压迫肺部引起排出不畅导致肺部感染，或严重时致感染性休克。

8）因广泛转移累及多脏器，正常组织受压丧失功能，大量癌细胞生长抢夺营养资源使正常组织器官面临难以逆转的恶性营养不良，最终致多脏器功能障碍而死亡。

2. 体征

（1）早期胃癌无明显体征，进展期在上腹部可扪及肿块，有压痛。肿块多位于上腹部偏右，呈坚实可移动结节状。

（2）肝脏转移可出现肝大，并扪及坚硬结节，常伴黄疸。

（3）腹膜转移时可发生腹腔积液，移动性浊音阳性。

（4）远处淋巴结转移时可扪及 Virchow 淋巴结，质硬不活动。

（5）直肠指诊时在直肠膀胱间凹陷可触及一板样肿块。

（6）某些胃癌患者出现伴癌综合征，包括反复发作的浅表性血栓静脉炎、黑棘皮病（皮肤皱褶处有色素沉着，尤其在两腋）和皮肌炎等，可有相应的体征，有时可在胃癌诊断前出现。

3. 并发症

（1）出血。可出现头晕、心悸、呕吐咖啡色胃内容物、排柏油样便等。

（2）贲门或幽门梗阻。取决于胃癌的位置。

（3）穿孔。可出现腹膜刺激征。

二、辅助检查

1. 体格检查

可能有左锁骨上淋巴结增大（是进入血液全身播散的最后守卫淋巴结）、上腹包块的情况，直肠指检发现盆腔底部有肿块（癌细胞脱落至盆腔生长）。

2. 实验室检查

早期血常规检查多正常，中、晚期可有不同程度的贫血、粪便潜血试验阳性。目前尚无对于胃癌诊断特异性较强的肿瘤标志物，但 CEA、CA50、CA72-4、CA19-9、CA242 等多个标志物的连续监测对于胃癌的诊疗和预后判断有一定价值。

3. 上消化道 X 线钡餐造影检查

有助于判断病灶范围。但早期病变仍需结合胃镜证实；进展期胃癌主要 X 线征象有龛影、充盈缺损、黏膜皱襞改变、蠕动异常及梗阻性改变。

4. 增强型 CT（计算机体层扫描）检查

可以清晰显示胃癌累及胃壁的范围、与周围组织的关系、有无较大的腹腔盆腔转移。

5. MRI（磁共振显像）检查

为判断癌灶范围提供信息，适用于 CT 造影剂过敏者或其他影像学检查怀疑转移者，有助于判断腹膜转移状态。

6. PET-CT 扫描检查

PET-CT 扫描是正电子发射体层扫描与计算机体层扫描合二为一的检查，对判断胃癌的准确性高于 80%（印戒细胞癌和黏液腺癌准确性约为 50%），并可了解全身有无转移灶。其没有痛苦，但费用昂贵。可用于胃癌术后进行追踪有无胃癌复发。

7. 胃镜或腹腔镜超声检查

（1）可测量癌灶范围及初步评估淋巴结转移情况，有助于术前临床分期，帮助选择治疗方法及判断疗效。

（2）胃镜病理活检（取活组织进行病理检验）明确为胃癌者，可做胃镜超声检查确定其是否为早期或进展期，单纯胃镜检查有时难以区分胃癌的早、晚期。

（3）胃镜发现可疑胃癌但病理活检又不能确诊，可用超声内镜判断，使患者免于进行反复胃镜检查活检。

（4）术前各种影像检查怀疑淋巴结广泛增大者或怀疑侵犯重要脏器不能切除者，条件许可时可行腹腔镜超声检查以了解是否癌灶与脏器间有界限能够切除、淋巴结是否转移融合到无法切除的程度、哪些淋巴结有可能转移。

8. 胃镜检查

可发现早期胃癌，鉴别良、恶性溃疡，确定胃癌的类型和病灶范围。发现胃溃疡或萎缩性胃炎，要病理活检评估其细胞异型增生程度，重度异型增生（不典型增生）者需要按早期癌对待。

9. 腹腔镜检查

有条件的医院可通过此检查达到类似于剖腹探查的效果，可细致了解癌灶与周围情况，尤其是可发现腹膜有无广泛粟粒状种植转移的癌灶，这是其他检查难以发现的。若存在此种情况，则手术疗效很差，若患者高龄且身体很差，应考虑放弃手术而试用其他疗法。

三、治疗

1. 手术治疗

手术是目前唯一可能根除胃癌的手段。手术效果取决于胃癌的浸润深度和扩散范围。对早期胃癌，胃部分切除属首选。对进展期胃癌，若未发现远处转移，应尽可能手术切除，有些须做扩大根除手术。对远处已有转移者，一般不做胃切除，仅做姑息性手术，如胃造瘘术、胃空肠吻合术，以保证消化道畅通和改善营养。

2. 化学治疗

化学治疗（化疗）是指运用药物治疗疾病的方法，旨在杀伤扩散到全身的癌细胞。化疗目的：治愈癌症，使癌灶消失；若不能治愈，则控制癌灶进展；若不能治愈或控制进展，则缓解症状。

多药联合化疗常比单药疗效好，且可降低人体对某种特定药物产生耐药性的可能。化疗药可口服、静脉/动脉注射、胸/腹腔注射等。

化疗药不能识别癌细胞，只非特异地杀伤增殖迅速的细胞。因此，骨髓细胞、消化道黏膜、毛发等增殖较快的正常细胞也可被杀伤，引起骨髓抑制、呕吐、腹泻、脱发等不良反应（化疗停止后多消失）。

（1）术后辅助化疗。根治术联合术后化疗比单纯根治术更能延长生存期。

（2）术前新辅助化疗。新辅助化疗是术前给予 3 个疗程左右的化疗，使手术对癌细胞活力低，不易播散；也可使不能切除的胃癌降期为可切除；也可为术后化疗提供是否敏感、是否需换药的信息。

（3）腹腔内化疗。癌灶若累及浆膜，癌细胞就可能脱落到腹腔内，引起腹腔种植；也有可能术中操作时癌细胞脱落。腹腔内化疗可减少或控制癌细胞在腹腔内的复发或进展，应术中或术后尽早开始。

（4）动脉灌注化疗。局部癌灶药物浓度明显提高，全身循环药物浓度明显降低，不良反应明显减少。

3. 靶向治疗

利用癌细胞特有的分子结构作为药物作用靶点进行治疗，称靶向治疗。可减轻正常细胞损害，针对性损伤癌细胞。目前胃癌靶向治疗的药物种类及作用均有限，具有这些药物作用靶点的患者仅 20%～30%。与化疗药联合应用可提高 5 年生存率 5%～10%。

4. 内镜下治疗

早期胃癌可做内镜下黏膜切除、激光、微波治疗，特别适用于不能耐受手术的患者。中、晚期胃癌患者不能手术可经内镜做激光、微波或者局部注射抗癌药物，可暂时缓解病情。贲门癌所致的贲门狭窄可行扩张，放置内支架解除梗阻，改善患者生活质量。

5. 中药治疗

无法切除或复发的胃癌，若放化疗无效，可行中药治疗。虽不能缩小癌灶，但有些患者可改善生活质量，少量报道显示，生存期不比化疗差。但目前国际上并不认可中药的疗效，有人认为晚期患者化疗或中药的疗效都很差，基本是自然生存期。故中药治疗的生存期是否比无治疗的患者自然生存期长，或不差于化疗所延长的生存期，或可加强化疗药疗效，尚需更多高级别的临床研究。

6. 支持治疗

旨在预防、减轻患者痛苦，改善生活质量，延长生存期。包括镇痛、纠正贫血、改善食欲、改善营养状态、缓解梗阻、控制腹腔积液、心理治疗等。对晚期无法切除的胃癌梗阻患者行内镜下放置自扩性金属支架，风险和痛苦均小。专科医师通过经皮经肝胆管引流（PTCD）或在胆总管被增大淋巴结压迫而狭窄梗阻处放置支架，可缓解黄疸，避免缩短生存期。大出血时，可请专科医师进行血管栓塞止血。

四、护理评估

（1）一般情况。患者的年龄、性别、职业、婚姻状况、健康史、既往史、心理、自理能力等。

（2）身体状况。①疼痛情况：疼痛位置、性质、时间等情况。②全身情况：生命体征、神志、精神状态，有无衰弱、消瘦、焦虑、恐惧等表现。

（3）评估疾病状况。评估疾病的临床类型、严重程度及病变范围。

五、主要护理诊断/问题

（1）焦虑、恐惧。与对疾病的发展缺乏了解，担忧癌症预后有关。

（2）疼痛。与胃十二指肠黏膜受损、穿孔后胃肠内容物对腹膜的刺激及手术切口有关。

（3）营养失调：低于机体需要量。与摄入不足及消耗增加有关。

（4）有体液不足的危险。与急性穿孔后禁食、腹膜大量渗出，幽门梗阻患者呕吐导致水、电解质丢失有关。

（5）潜在并发症。出血、感染、吻合口瘘、消化道梗阻、倾倒综合征和低血糖综合征等。

（6）知识缺乏。缺乏与胃癌综合治疗相关的知识。

六、护理措施

（1）心理护理。关心患者，了解患者的紧张、恐惧情绪，告知有关疾病和手术的知识，消除患者的顾虑和消极心理，增强其对治疗的信心，使患者能积极配合治疗和护理。

（2）疼痛的护理。除了给予关心、疏导外，要给患者提供一个舒适、安静，利于休息的环境。遵医嘱给予镇痛药，并观察用药后的疗效。同时鼓励患者采用转移注意力、放松、分散疗法等非药物方法镇痛。

（3）饮食和营养护理。给予高热量、高蛋白、富含维生素、易消化、无刺激的饮食，并少量多餐。对于不能进食或禁食的患者，应从静脉补充足够能量，必要时可实施全胃肠外营养。

（4）并发症的护理。并发出血的患者应观察呕血、便血情况，定时监测生命体征、有无口渴及尿少等循环血量不足的表现，及时补充血用量；急性穿孔患者要严密观察腹膜刺激征、肠鸣音变化等，禁食及胃肠减压、补液以维持水电解质平衡等，必要时做好急诊手术的准备。

七、健康指导

（1）疾病预防指导。对健康人群开展卫生宣教，提倡多食富含维生素 C 的新鲜水果、蔬菜，多食肉类、鱼类、豆制品和乳制品；避免高盐饮食，少进咸菜、烟熏和腌制食品；食品贮存要科学，不食霉变食物。对胃癌高危人群，如中度或重度胃黏膜萎缩、中度或重度肠化、不典型增生或有胃癌家族史者应遵医嘱给予根除幽门螺杆菌治疗。对癌前状态者，应定期检查，以便早期诊断及治疗。

（2）疾病知识指导。指导患者生活规律，保证充足的睡眠，根据病情和体力，适量活动，增强机体抵抗力。注意个人卫生，特别是体质衰弱者，应做好口腔、皮肤黏膜的清洁，防止继发性感染。指导患者运用适当的心理防卫机制，保持乐观态度和良好的心理状态，以积极的心态面对疾病。

（3）用药指导与病情监测。指导患者合理使用镇痛药，发挥自身积极的应对能力，以提高控制疼痛的效果。嘱患者定期复诊，以监测病情变化和及时调整治疗方案。教会患者及家属如何在早期识别并发症，及时就诊。

第二节　非酒精性脂肪性肝病

非酒精性脂肪性肝病（NAFLD）是指排除过量饮酒和其他明确的损肝因素，以弥漫性肝细胞大泡性脂肪变为病理特征的临床综合征。包括非酒精性单纯性脂肪肝（NAFL）、非酒精性脂肪性肝炎（NASH）及其相关肝硬化和肝细胞癌，其发病和胰岛素抵抗及遗传易感性关系密切。以40~50岁最多见，男女患病率基本相同。

NAFLD的危险因素包括高脂肪高热量膳食结构、多坐少动的生活方式、代谢综合征及其他（肥胖、高血压、血脂紊乱和2型糖尿病）。全球脂肪肝的流行主要与肥胖症患病率迅速增长密切相关。我国近年发病率呈上升趋势，明显超过病毒性肝炎及酒精性肝病的发病率，成为最常见的慢性肝病之一。

一、临床表现

本病起病隐匿，发病缓慢。

（1）症状。NAFLD常无症状。少数患者可有乏力、右上腹轻度不适、肝区隐痛或上腹胀痛等非特异症状。严重脂肪性肝炎可有食欲减退、恶心、呕吐等。发展至肝硬化失代偿期的临床表现与其他原因所致的肝硬化相似。

（2）体征。严重脂肪性肝炎可出现黄疸，部分患者可有肝大。

二、辅助检查

（1）血清学检查。血清转氨酶和γ-谷氨酰转肽酶水平正常或轻、中度升高，通常以丙氨酸氨基转移酶（ALT）升高为主。

（2）影像学检查。B超、CT和MRI检查对脂肪性肝病的诊断有重要的实用价值，其中B超敏感性高，CT特异性强，MRI在局灶性脂肪肝与肝内占位性病变鉴别时价值较大。

（3）病理学检查。肝穿刺活组织检查是确诊NAFLD的主要方法。

三、诊断

（1）无饮酒史或每周饮酒折合乙醇量少于40g。

（2）除病毒性肝炎、全胃肠外营养等可导致脂肪肝的特定疾病。

（3）血清转氨酶可升高，以ALT升高为主，常伴有谷酰转肽酶（GGT）和三酰甘油升高。

（4）除原发病临床表现外，可有乏力、腹胀、肝区隐痛等症状，体检可发现肝、脾大。

（5）影像学检查或肝活体组织学检查有特征性改变。

四、治疗

治疗主要针对不同的病因和危险因素，包括病因治疗、饮食控制、运动疗法和药物治疗。

（1）合理饮食，改善不良习惯，合理运动，提倡中等量的有氧运动。

（2）控制危险因素。控制饮食，控制体重在正常范围，改善胰岛素抵抗，调整血脂紊乱，合并高脂血症的患者可采用降血脂治疗，选择对肝细胞损害较小的降血脂药，如贝特类、他汀类或普罗布考类药。维生素E具抗氧化作用，可减轻氧化应激反应，建议常规用于脂肪性肝炎治疗。

（3）促进非酒精性脂肪性肝病的恢复。

（4）手术治疗：肝移植。

五、主要护理诊断/问题

（1）营养失调，高于机体需要量，与饮食失调、缺少运动有关。

（2）焦虑，与病情进展、饮食受限有关。

（3）活动无耐力，与肥胖有关。

六、护理措施

（1）饮食护理。调整饮食结构，低糖、低脂为饮食原则。在满足基础营养需求的基础上，减少热量的摄入，维持营养平衡，维持正常血脂、血糖水平，降低体重至标准水平。指导患者避免高脂肪食物，如动物内脏、甜食（包括含糖饮料），尽量食用含有不饱和脂肪酸的油脂（如橄榄油、菜籽油、茶油等）。多食青菜、水果和富含纤维素的食物，以及瘦肉、鱼肉、豆制品等；多食有助于降低血脂的食物，如燕麦、绿豆、海带、茄子、芦笋、核桃、枸杞、黑木耳、山楂、苹果、葡萄、猕猴桃等。不吃零食，睡前不加餐。避免辛辣刺激性食物。可制作各种减肥食谱小卡片给患者，以增加患者的健康饮食知识，提高其依从性。

（2）适当运动。适当增加运动可以有效地促进体内脂肪消耗。合理安排工作，做到劳逸结合，选择合适的锻炼方式，避免过度劳累。每天安排体力活动的量和时间，按减体重目标计算，对于需要亏空的能量，一般多采用增加体力活动量和控制饮食相结合的方法，其中50%应该由增加体力活动的能量消耗来解决，其他50%可由减少饮食总能量和减少脂肪的摄入量以达到需要亏空的总能量。不宜在饭后立即进行运动，也应避开凌晨和深夜运动，以免扰乱人体生物节奏；并发糖尿病者应于饭后1小时进行锻炼。

（3）控制体重。合理设置减肥目标，逐步接近理想体重，防止体重增加或下降过快。用体重指数（BMI）和腹围等作为监测指标，以肥胖度控制在0~10%［肥胖度=（实际体重-标准体重）/标准体重×100%］为度。

（4）改变不良生活习惯。吸烟、饮酒均可致血清胆固醇升高，应督促患者戒烟、戒酒；改变长时间看电视、用计算机、上网等久坐的不良生活方式，增加有氧运动时间。

（5）病情监测。每半年监测体重指数、腹围、血压、肝功能、血脂和血糖，每年做肝、胆、脾B超检查。

七、健康指导

（1）疾病预防指导。让健康人群了解NAFLD的病因，建立健康的生活方式，改变各种不良的生活、行为习惯。

（2）疾病知识指导。教育患者保持良好的心理状态，注意情绪的调节和稳定，鼓励患者随时就相关问题咨询医护人员。让患者了解本病治疗的长期性和艰巨性，增强治疗信心，持之以恒，提高治疗的依从性。

（3）饮食指导。指导患者建立合理的饮食结构及习惯，戒除烟酒。实行有规律的一日三餐。无规律的饮食方式，如不吃早餐，或三餐饥饱不均，会扰乱机体的营养代谢。避免过量摄食、吃零食、夜食，以免引发体内脂肪过度蓄积。此外，进食过快不易发生饱腹感，常使能量摄入过度。适宜的饮食可改善胰岛素抵抗，促进脂质代谢和转运，对脂肪肝的防治尤为重要。

（4）运动指导。运动应以自身耐力为基础，循序渐进，保持安全心率（中等强度体力活动时心率为100~120次/分，低强度活动为80~100次/分）及持之以恒的个体化运动方案，采用中、低强度的有氧运动，如慢跑、游泳、快速步行等。睡前进行床上伸展、抬腿运动，可改善睡眠质量。每天运动1~2小时优于每周2~3次剧烈运动。

第三节　酒精性肝病

酒精性肝病（ALD）是长期大量饮酒所致的肝脏损害。初期通常表现为脂肪肝，进而可发展成酒精性肝炎、酒精性肝纤维化和酒精性肝硬化，严重酗酒时可诱发广泛肝细胞坏死甚至急性肝功能衰竭。本病在欧美等国多见，近年我国的发病率也有上升。多见于男性，在我国发病率仅次于病毒性肝炎。

许多因素可影响嗜酒者肝病的发生和发展：①性别。②遗传易感性。③营养状态。④嗜肝病毒感染。⑤与肝毒物质并存。⑥吸烟和喝咖啡。

一、临床表现

患者的临床表现因饮酒的方式、个体对酒精的敏感性以及肝组织损伤的严重程度不同而有明显的差异。症状一般与饮酒的量和酗酒的时间长短有关，患者可在长时间内没有任何肝脏的症状和体征。

（1）酒精性脂肪肝。一般情况良好，常无症状或症状轻微，可有乏力、食欲缺乏、右上腹隐痛或不适。肝脏有不同程度的增大。患者有长期饮酒史。

（2）酒精性肝炎。临床表现差异较大，与组织学损害程度相关。常发生在近期（数周至数月）大量饮酒后，出现全身不适、食欲缺乏、恶心、呕吐、乏力、肝区疼痛等症状。可有发热（一般为低热），常有黄疸，肝大并有触痛。严重者可并发急性肝衰竭。

（3）酒精性肝硬化。发生于长期大量饮酒者，其临床表现与其他原因引起的肝硬化相似，可以门脉高压为主要表现。可伴有慢性酒精中毒的其他表现，如精神神经症状、慢性胰腺炎等。

二、辅助检查

（1）血常规及生化检查。酒精性脂肪肝可有血清天门冬氨酸氨基转移酶（AST）、丙氨酸氨基转移酶（ALT）轻度升高。酒精性肝炎具有特征性的酶学改变，即 AST 升高比 ALT 升高明显，AST/ALT 常大于 2，但 AST 和 ALT 值很少大于 500U/L，否则应考虑是否并发其他原因引起的肝损害。γ-谷氨酰转肽酶（GGT）、总胆红素（TBil）、凝血因子时间（PT）和平均红细胞容积（MCV）等指标也可有不同程度的改变，联合检测有助于诊断酒精性肝病。

（2）影像学检查。B 型超声检查可见肝实质脂肪浸润的改变，多伴有肝脏体积增大。CT 平扫检查可准确显示肝脏形态改变及分辨密度变化。重度脂肪肝密度明显降低，肝脏与脾脏的 CT 值之比小于 1，诊断准确率高。影像学检查有助于酒精性肝病的早期诊断。发展至酒精性肝硬化时各项检查发现与其他原因引起的肝硬化相似。

（3）病理学检查。肝活组织检查是确定酒精性肝病及分期、分级的可靠方法，是判断其严重程度和预后的重要依据。但很难与其他病因引起的肝脏损害相鉴别。

三、诊断

（1）长期饮酒史。男性日平均饮酒折合乙醇量大于或等于 40g，女性大于或等于 20g，连续 5 年；或 2 周内有大于每日 80g 的大量饮酒史。

（2）禁酒后血清 ALT、AST 明显下降，4 周内基本恢复正常，即 2 倍正常上限值。如禁酒前 ALT、AST 小于 2. 5 倍正常上限值者，禁酒后应降至 1. 25 倍正常上限值以下。

（3）下列 2 项中至少 1 项阳性：①禁酒后增大的肝 1 周内缩小，4 周内基本恢复正常。②禁酒后 GGT 活性明显下降，4 周后降至 1.5 倍正常上限值以下，或小于禁酒前 40%。

(4) 除病毒感染、药物、自身免疫、代谢等引起的肝损害。

四、治疗

(1) 戒酒。戒酒是治疗酒精性肝病的关键。如果仅为酒精性脂肪肝，戒酒 4~6 周后脂肪肝可停止进展，最终可恢复正常。彻底戒酒可使轻、中度酒精性肝炎的临床症状、血清氨基转移酶升高乃至病理学改变逐渐减轻，而且酒精性肝炎、纤维化及肝硬化患者的存活率明显提高。但对临床上出现肝衰竭表现（凝血因子时间明显延长、腹腔积液、肝性脑病等）或病理学有明显的炎症浸润或纤维化者，戒酒未必可阻断病程发展。

(2) 营养支持。长期嗜酒者酒精取代了食物所提供的热量，故蛋白质和维生素摄入不足引起营养不良。所以酒精性肝病患者需要良好的营养支持，在戒酒的基础上应给予高热量、高蛋白、低脂饮食，并补充多种维生素（如维生素 B、维生素 C、维生素 K 及叶酸）。

(3) 药物治疗。多烯磷脂酰胆碱可稳定肝窦内皮细胞膜和肝细胞膜，降低脂质过氧化，减轻肝细胞脂肪变性及其伴随的炎症和纤维化。美他多辛有助于改善酒精中毒。糖皮质激素用于治疗酒精性肝病尚有争论，但对重症酒精性肝炎可缓解症状，改善生化指标。其他药物（如 S-腺苷甲硫氨酸）有一定的疗效。

(4) 肝移植。严重酒精性肝硬化患者可考虑肝移植，但要求患者肝移植前戒酒 3~6 个月，并且无严重的其他脏器的酒精性损害。

五、护理评估

(1) 健康史。评估患者饮酒的种类、每天摄入量、持续时间和饮酒方式等。

(2) 身体状况。根据饮酒史、临床表现及有关实验室及其他检查的结果，评估患者是否患有酒精性肝病及其临床病理阶段，是否并发其他肝病等。

六、主要护理诊断/问题

（1）自我健康管理无效，与长期大量饮酒有关。

（2）营养失调，低于机体需要量，与长期大量饮酒、蛋白质和维生素摄入不足有关。

（3）焦虑，与病情进展、戒酒有关。

七、护理措施

（1）戒酒。戒酒是关键，戒酒能明显提高肝硬化患者5年生存率。酒精依赖者戒酒后可能会出现戒断综合征，应做好防治。

（2）心理疏导。调整心态，积极面对。

（3）饮食护理。以低脂肪、高蛋白、高维生素和易消化饮食为宜。做到定时、定量、有节制。早期可多食豆制品、水果、新鲜蔬菜，适当进食糖类、鸡蛋、鱼类、瘦肉；当肝功能显著减退并有肝昏迷征兆时，应避免高蛋白质摄入；忌辛辣刺激和坚硬生冷食物，不宜进食过热食物以防并发出血。

（4）动静结合。肝硬化代偿功能减退，并发腹腔积液或感染时应绝对卧床休息。代偿期时病情稳定可做轻松工作或适当活动，进行有益的体育锻炼，如散步、做保健操、打太极拳等。活动量以不感觉疲劳为宜。

（5）重视对原发病的防治。积极预防和治疗慢性肝炎、血吸虫病、胃肠道感染，避免接触和应用对肝有毒的物质，减少致病因素。

八、健康指导

（1）提供宣传饮酒危害的教育片或书刊，供患者观看或阅读。

（2）宣传科学饮酒的知识，帮助患者认识大量饮酒对身体健康的危害。

（3）协助患者建立戒酒的信心，培养健康的生活习惯，积极戒酒和配合治疗。

第六章

内分泌科疾病的护理

第一节　甲状腺功能亢进症

一、概述

甲状腺功能亢进症（简称甲亢）可分为 Graves、继发性和高功能腺瘤三大类。Graves 甲亢最常见，指甲状腺肿大的同时，出现功能亢进症状。腺体肿大为弥漫性，两侧对称，常伴有突眼，故又称“突眼性甲状腺肿”。继发性甲亢较少见，由于垂体 TSH 分泌瘤分泌过多 TSH 所致。高功能腺瘤少见，多见于老人、病史有 10 多年者，腺瘤直径多数大于 4～5cm，腺体内有单个的自主性高功能结节，结节周围的甲状腺呈萎缩改变，患者无突眼。

甲亢主要累及妇女，男女患者比为 1 ∶ 4，一般患者较年轻，年龄多在 20～40 岁之间。

二、病因与发病机制

病因迄今尚未完全明了，可能与下列因素有关。

（一）自身免疫性疾病

近来研究发现，Graves 甲亢患者血中促甲状腺激素（TSH）浓度不高甚至低于正常，应用促甲状腺释放激素（TRH）也不能刺激这类患者的血中 TSH 浓度升高，故目前认为 Graves 甲亢是一种自身免疫性疾病。患者血中有刺激甲状腺的自身抗体，即甲状腺刺激免疫球蛋白，这种物质属于 G 类免疫球蛋白，来自患者的淋巴细胞，与甲状腺滤泡的 TSH 受体结合，从而加强甲状腺细胞功能，分泌大量 T_3 和 T_4。

（二）遗传因素

可见同一家族中多人患病，甚至连续几代患病，单卵双生胎患病率高达 50%，本病患者家族成员患病率明显高于普通人群。目前发现与主要组织相容性复合物（MHC）相关。

（三）精神因素

可能是本病的诱发因素，许多患者在发病前有精神刺激史，推测可能因应激刺激情况下 T 细胞的监测功能障碍，使有免疫功能遗传缺陷者发病。

三、病理

甲状腺多呈不同程度弥漫性、对称性肿大，或伴峡部肿大。质脆软，包膜表面光滑、透亮，也可不平或呈分叶状。甲状腺内血管增生、充血，腺泡细胞增生肥大，滤泡间组织中淋巴样组织呈现不同程度的增生，从弥漫性淋巴细胞浸润至形成淋巴滤泡，或出现淋巴组织生发中心扩大。有突眼者，球后组织中常有脂肪浸润，眼肌水肿增大，纤维组织增多，黏多糖沉积与透明质酸增多，淋巴细胞及浆细胞浸润。眼外肌纤维增粗，纹理模糊，球后脂肪增多，肌纤维透明变性、断裂及破坏，肌细胞内黏多糖也有增多。骨骼肌、心肌也有类似眼肌的改变。病变皮肤可有黏蛋白样透明质酸沉积，伴多数带有颗粒的肥大细胞、吞噬细胞和含有内质网的成纤维细胞浸润。

四、护理评估

（一）健康史

评估患者的年龄、性别；询问患者是否曾患结节性甲状腺肿大；了解患者家族中是否曾有甲亢患者；询问患者近期是否有精神刺激或感染史。

（二）身体评估

1. 高代谢综合征

甲状腺激素分泌增多导致交感神经兴奋性增高和代谢加速。患者怕热、多汗、体重下降、疲乏无力、皮肤温暖湿润，可有低热，体温常在38℃左右，糖类、蛋白质及脂肪代谢异常，出现消瘦软弱。

2. 神经系统

患者表现为神经过敏、烦躁多虑、多言多动、失眠、多梦、思想不集中、记忆力减退、有时有幻觉，甚至表现为焦虑症。少数患者出现寡言抑郁、神情淡漠（尤其是老年人），舌平伸及手举表现细震颤、腱反射活跃、反射时间缩短。

3. 心血管系统

患者的主要症状有心悸、气促，窦性心动过速，心率高达100~120次/分，休息与睡眠时心率仍快。血压收缩压增高，舒张压降低，脉压增大。严重者发生甲亢性心脏病，表现为心律失常，出现期前收缩、阵发性心房颤动或心房扑动、房室传导阻滞等。第一心音增强，心尖区心音亢进，可闻及收缩期杂音；长期患病的患者可出现心肌肥厚或心脏扩大、心力衰竭等。

4. 消化系统

患者食欲亢进，食量增加，但体重明显下降。少数患者（老人多见）表现为厌食，消瘦明显，病程长者表现为恶病质。由于肠蠕动增加，患者大便次数增多或顽固性腹泻，粪便不成形，含较多不消化的食物。由于伴有营养不良、心力衰竭等原因，肝脏受损，患者可出现肝大和肝功能受损，重者出现黄疸。

5. 运动系统

肌肉萎缩导致软弱无力，行动困难。严重时称为甲亢性肌病，表现为浸润性突眼伴眼肌麻痹、急性甲亢性肌病或急性延髓麻痹、慢性甲亢性肌病、甲亢性周期性四肢麻痹、甲亢伴重症肌无力和骨质疏松。

6. 生殖系统

女性可出现月经紊乱，表现为月经量少，周期延长，久病可出现闭经、不孕，经抗甲状腺药物治疗后，月经紊乱可以恢复。男性性功能减退，常出现阳瘘，偶可发生乳房发育、不育。

7. 内分泌系统

可以影响许多内分泌腺体，其中性腺功能异常，表现为性功能和性激素异常。本病早期肾上腺皮质可增生肥大，功能偏高，久病及病情加重时，功能相对减退，甚至功能不全。患者表现为色素轻度沉着和血 ACTH 及皮质醇异常。

8. 造血系统

因消耗增多，营养不良，维生素 B_{12} 缺乏和铁利用障碍，部分患者伴有贫血。部分患者有白细胞和血小板减少，淋巴细胞及单核细胞相对增加的情况，其可能与自身免疫破坏有关。

9. 甲状腺肿大

甲状腺常呈弥漫性肿大（表 6-1），增大 2~10 倍不等，质较柔软、光滑，随吞咽上下移动。少数为单个或多发的结节性肿大，质地为中等硬度或坚硬不平。由于甲状腺的血管扩张，血流量和流速增加，可在腺体上下极外侧触及震颤和闻及血管杂音。

表 6-1　甲状腺肿大临床分度

分度	体征
一度	甲状腺触诊可发现肿大，但视诊不明显
二度	视诊即可发现肿大
三度	甲状腺明显肿大，其外缘超过胸锁乳突肌外缘

10. 突眼

多为双侧性，可分为非浸润性和浸润性突眼两种。

（1）非浸润性突眼（良性突眼）。主要由于交感神经兴奋性增高，使眼外肌群和上睑肌兴奋性增高，球后眶内软组织改变不大，病情控制后，突眼常可自行恢复，预后良好。患者出现眼球突出，可不对称，突眼度一般小于 18mm，表现为下列眼征：①凝视征（Darymple 征），因上眼睑退缩，引起睑裂增宽，呈凝视或惊恐状。②瞬目减少征（Stellwag 征），瞬目减少。③上睑挛缩征（Von Graefe 征），上睑挛缩，双眼下视时，上睑不能随眼球同时下降，使角膜上方巩膜外露。④辐辏无能征（Mobius 征），双眼球内聚力减弱，视近物时，集合运动减弱。⑤向上看时，前额皮肤不能皱起（Joffroy 征）。

（2）浸润性突眼（恶性突眼）。目前认为其发生与自身免疫有关，在患者的血清中已发现眶内成纤维细胞结合抗体水平升高。患者除眼外肌张力增高外，球后脂肪和结缔组织出现水肿、淋巴细胞浸润，眼外肌显著增粗。突眼度一般在 19mm 以上，双侧多不对称。除上述眼征外，患者常有眼内异物感、畏光、流泪、视力减退、因眼肌麻痹而出现复视、斜视、眼球活动度受限。严重突眼者，可出现眼睑闭合困难，球结膜及角膜外露引起充血、水肿，易继发感染形成角膜溃疡或全角膜炎而失明。

（三）辅助检查

1. 基础代谢率测定

基础代谢率是指人体在清醒、空腹、无精神紧张和外界环境刺激的影响下的能量消耗。了解基础代谢率的高低有助于了解甲状腺的功能状态。基础代谢率的正常值为±10%，增高至+20%～+30%为轻度升高，+30%～+60%为中度升高，+60%以上为重度甲亢。检验公式可用脉率和脉压进行估计：基础代谢率=（脉率+脉压）−111。

做此检查前数日应指导患者停服影响甲状腺功能的药物，如甲状腺制剂、抗甲状腺药物和镇静剂等。测定前一日晚餐应较平时少进食，夜间充分睡眠（不要服安眠药）。护士应向患者讲解测定的过程，消除顾虑。检查日清晨嘱患者进食，可少量饮水，不活动，不多讲话，测定前排空大小便，用轮椅将患者送至检查室，患者卧床 0.5～1 小时后再进行测定。由于基础代谢率测定方法繁琐，受影响因素较多，临床已较少应用。

2. 血清甲状腺激素测定

血清游离甲状腺素（FT_4）与游离三碘甲腺原氨酸（FT_3）是循环血中甲状腺激素的活性部分，直接反映甲状腺功能状态，其敏感性和特异性高，正常值为 FT_4 9～25pmol/L，FT_3 为 3～9pmol/L。血清中总甲状腺素（TT_4）是判断甲状腺功能最基本的筛选指标，与血清总三碘甲腺原氨酸（TT_3）均能反映甲状腺功能状态，正常值为 TT_4 65～156nmol/L，TT_3 1.7～2.3nmol/L。甲亢时血清甲状腺激素升高比较明显，测定血清甲状腺激素对甲状腺功能的诊断具有较高的敏感性和特异性。

3. TSH 免疫放射测定分析

血清 TSH 浓度的变化是反映甲状腺功能最敏感的指标。TSH 正常值为 0.3~4.8mIU/L，甲亢患者因 TSH 受抑制而减少，其血清高敏感 TSH 值往往小于 0.1mIU/L。

4. 甲状腺摄^{131}I 率测定

给受试者一定量的^{131}I，再探测甲状腺摄取^{131}I 的程度，可以判断甲状腺的功能状态。正常人甲状腺摄取^{131}I 的高峰在 24 小时后，3 小时为 5%~25%，24 小时为 20%~45%。24 小时内甲状腺摄^{131}I 率超过人体总量的 50%，表示有甲亢。如果患者近期内食用含碘较多的食物，如海带、紫菜、鱼虾，或某些药物，如抗甲状腺药物、溴剂、甲状腺素片、复方碘溶液等，须停服两个月才能做此试验，以免影响检查的效果。

5. TSH 受体抗体（TRAb）

甲亢患者血中 TRAb 抗体阳性检出率可达 80%~95%，可作为疾病早期诊断、病情活动判断、是否复发及能否停药的重要指标。

6. TSH 受体刺激抗体（TSAb）

这是诊断 Graves 病的重要指标之一。与 TRAb 相比，TSAb 反映了这种抗体不仅与 TSH 受体结合，而且这种抗体产生了对甲状腺细胞的刺激功能。

（四）心理-社会状况

患者的情绪因内分泌紊乱而受到不良的影响，心情可有周期性的变化，从轻微的欣快状态到活动过盛，甚至到谵妄的地步。过度的活动导致极度的疲倦和抑郁，接着又是极度的活动，如此循环往复。因患者纷乱的情绪状态，使其人际关系恶化，于是更加重了患者的情绪障碍。患者外形的改变，如突眼、颈部粗大，可造成患者自我形象紊乱。

五、常见的护理诊断/问题

（1）营养失调，低于机体需要量，与基础代谢率升高有关。

（2）活动无耐力，与基础代谢过高而致机体疲乏、负氮平衡、肌肉萎缩有关。

（3）腹泻，与肠蠕动增加有关。

（4）有受伤的危险，与突眼造成的眼睑不能闭合、有潜在的角膜溃烂、角膜感染而致失明的可能有关。

（5）体温过高，与基础代谢率升高、甲状腺危象有关。

（6）睡眠形态紊乱，与基础代谢率升高有关。

（7）有体液不足的危险，与腹泻及大量出汗有关。

（8）自我形象紊乱，与甲状腺肿大及突眼有关。

（9）知识缺乏，与患者缺乏甲亢治疗、突眼护理及并发症预防的知识有关。

（10）潜在并发症，甲亢性肌病，心排出量减少，甲状腺危象，手术中并发症包括出血，喉上、喉返神经损伤，手足抽搐等。

六、护理措施

患者能够得到所需热量，营养需求得到满足，体重维持在标准体重的90%~110%；眼结膜无溃烂、感染的发生；能够进行正常的活动，保证足够的睡眠；体温37℃；无腹泻，出入量平衡，无脱水征象；能够复述出甲亢治疗、突眼护理及并发症预防的知识；正确对待自我形象，社交能力改善，与他人正常交往；护士能够及时发现并发症，通知医师及时处理。

（一）病情观察

护士每天监测患者的体温、脉搏、心率（律）、呼吸改变、出汗、皮肤状况、排便次数、有无腹泻、脱水症状、体重变化、突眼症状改变、甲状腺肿大情况及有无精神、神经、肌肉症状，如失眠、情绪不安、神经质、指震颤、肌无力、肌力消失等改变。准确记录每日饮水量、食欲与进食量、尿量及液体量出入平衡情况。

（二）提供安静轻松的环境

因患者常有乏力、易疲劳等症状，故需要充分的休息，避免疲劳，且休息可使机体代谢率降低。重症甲亢及甲亢并发心功能不全、心律失常、低钾血症等必须卧床休息。因而提供一个能够使患者身心均获得休息的环境，帮助患者放松和休息，对于患者疾病的恢复非常重要。病室要保持安静，室温稍低、色调和谐，避免患者精神刺激或过度兴奋，使患者得到充分休息和睡眠。必要时可给患者提供单间，以防止患者间的相互打扰。患者的被子不宜太厚，衣服应轻便宽松，定期沐浴，勤换内衣。为患者提供一些活动，分散患者的注意力，如拼图，听轻松、舒缓的音乐，看电视等。

（三）饮食护理

为满足机体代谢亢进的需要，应为患者提供高热量、高蛋白、高维生素的均衡饮食。因患者代谢率高，常常会感到很饿，大约每天 6 餐才能满足患者的需要，护士应鼓励患者吃高蛋白质、高热量、高维生素的食物，如瘦肉、鸡蛋、牛奶、水果等。不要让患者吃增加肠蠕动和易导致腹泻的食物，如味重刺激性食物、粗纤维多的食物。每天测体重，当患者体重降低 2kg 以上时须通知医师。在患者持续出现营养不良时，要补充维生素，尤其是 B 族维生素。由于患者出汗较多，应给饮料以补充出汗等所丢失的水分，忌饮浓茶、咖啡等对中枢神经有兴奋作用的饮料。

（四）心理护理

甲亢是与精神、神经因素有关的内分泌系统心身疾病，必须注意对躯体进行治疗的同时应进行心理、精神治疗。

甲亢患者常有神经过敏、多虑、易激动、失眠、思想不集中、烦躁易怒，严重时可抑郁或躁狂等，任何不良的外界刺激均可使症状加重，故医护人员应耐心、温和、体贴，建立良好的护患关系，解除患者焦虑和紧张心理，增强患者治愈疾病的信心。指导患者自我调节，采取自我催眠、放松训练、自我暗示等方法来恢复已丧失平衡的身心调节能力，必要时辅以镇静、安眠药。同时医护人员给予精神疏导、心理支持等综合措施。向患者介绍甲亢的治疗方法以减少因知识缺乏所造成的不安，常用治疗方法有抗甲状腺药物治疗、放射性碘治疗和手术治疗三种方法。同时护士应向患者家属、亲友说明患者任何怪异的、难懂的行为都是暂时性的，可随着治疗而获得稳定的改善。在照顾患者时，应保持一种安静和理解的态度，接受患者的烦躁不安及情绪的暴发，将之视为疾病的自然表现，通过家庭的支持促进甲亢患者的早日康复。

（五）突眼的护理

对严重突眼者应加强心理护理，多关心体贴，帮助其树立治疗的信心，避免烦躁焦虑。

加强眼部护理，对于眼睑不能闭合者必须注意保护角膜和结膜，经常点眼药，防止干燥、外伤及感染，外出戴墨镜或使用眼罩以避免强光、风沙及灰尘的刺激。睡眠时头部抬高，以减轻眼部肿胀。当患者不易或根本无法闭上眼睛时，应涂抗生素眼膏，并覆盖纱布或眼罩，预防结膜炎和角膜炎。结膜发生充血水肿时，用0.5%醋酸可的松滴眼，并加用冷敷。眼睑闭合严重障碍者可行眼睑缝合术。

配合全身治疗，给予低盐饮食，限制进水量，可减轻球后水肿。

突眼异常严重者，应配合医师做好手术前准备，做眶内减压术，球后注射透明质酸酶，以溶解眶内组织的黏多糖类，减轻眶内压力。

（六）用药护理

药物治疗较方便和安全，为甲亢的基础治疗方法，常用抗甲状腺药物分为硫脲类和咪唑类。硫脲类包括丙硫氧嘧啶和甲硫氧嘧啶。咪唑类包括甲巯咪唑和卡比马唑等。主要作用是阻碍甲状腺激素的合成，但对已合成的甲状腺激素不起作用，故须待体内储存的过多甲状腺激素消耗到一定程度才能显效。近年来发现此类药物可轻度抑制免疫球蛋白生成，使甲状腺中淋巴细胞减少，血循环中的 TRAb 抗体下降。此类药物适用于病情较轻、甲状腺肿大不明显、甲状腺无结节的患者。用药剂量区别对待，护士应告诉患者整个药物治疗需要较长时间，一般需要 1.5~2 年，分为初治期、减量期及维持期。按病情轻重决定药物剂量，疗程中除非有较严重的反应，一般不宜中断，并定期随访疗效。

该类药物存在一些不良反应，如粒细胞减少和粒细胞缺乏，变态反应如皮疹、发热、肝脏损害，部分患者出现转氨酶升高，甚至出现黄疸。护士应督促患者按时按量服药，告诉患者用药期间监测血常规及肝功能变化，密切观察有无发热、咽痛、乏力、黄疸等症状，发现异常应及时告知医师，告诉患者进餐后服药，以减少胃肠反应。

（七）放射性碘治疗患者的护理

口服放射性^{131}I后，碘浓集在甲状腺中。^{131}I产生的β射线可以损伤甲状腺，破坏腺泡上皮细胞从而减少甲状腺激素的分泌，但很少损伤其他组织，起到药物性切除作用。同时，也可使甲状腺内淋巴细胞产生抗体减少，从而起到治疗甲亢的作用。

2007年，中华医学会内分泌学会和核医学分科学会制定的《中国甲状腺疾病诊治指南》达成共识。放射性碘的适应证：①成人Graves甲亢伴甲状腺肿大二度以上。②对药物治疗有严重反应，长期治疗失效或停药后复发者。③甲状腺次全切除后复发者。④甲状腺毒症心脏病或甲亢伴其他病因的心脏病。⑤甲亢并发白细胞和/或血小板减少或全血细胞减少。⑥老年甲亢。⑦甲亢并发糖尿病。⑧毒性多结节性甲状腺肿。⑨自主功能性甲状腺结节并发甲亢。相对适应证：①青少年和儿童甲亢，使用抗甲状腺药物治疗失败，拒绝手术或有手术禁忌证。②甲亢并发肝、肾器官功能损害。③Graves眼病，对轻度和稳定期的中、重度病例可单用^{131}I治疗，对病情处于进展期患者，可在^{131}I治疗前后加用泼尼松。

禁忌证：①妊娠或哺乳妇女。②有严重肝、肾功能不全者。③甲状腺危象。④重症浸润性突眼。⑤以往使用大量碘使甲状腺不能摄碘者。

凡采用放射性碘治疗者，治疗前和治疗后一个月内避免使用碘剂及其他含碘食物及药物。^{131}I治疗本病的疗效较满意，缓解率达90%以上。一般一次空腹口服，于服^{131}I后2~4周症状减轻，甲状腺缩小，体重增加，于3~4个月后大多数患者的甲状腺功能恢复正常。

^{131}I治疗甲亢后的主要并发症是甲状腺功能减退。国内报告早期甲减发生率为10%，晚期达59.8%。^{131}I治疗的近期反应较轻微，由于放射性甲状腺炎，可在治疗后第一周有甲亢症状的轻微加重，护士应严密观察病情变化，注意预防感染和避免精神刺激。

（八）手术治疗患者的护理

甲状腺大部分切除是一种有效的治疗方法，其优点是疗效较药物治疗迅速，不易复发，并发甲状腺功能减退的机会较放射性碘治疗低，其缺点是有一定的手术并发症。

1. 术前护理

（1）术前评估。对于接受甲状腺手术治疗的患者，护士要在术前对患者进行仔细评估，包括甲状腺功能是否处于正常状态，甲状腺激素的各项检验是否处于正常范围内，营养状况是否正常。心脏问题是否得到控制，脉搏是否正常，心电图有无心律不齐，患者是否安静、放松，患者是否具有与手术有关的知识如手术方式、适应证、禁忌证、手术前的准备和手术后的护理及有哪些生理、心理等方面的需求。

（2）心理护理。甲亢患者性情急躁、容易激动，极易受环境因素的影响，对手术顾虑较重，存在紧张情绪，术前应多与患者交谈，给予必要的安慰，解释手术的有关问题。必要时可安排甲亢术后恢复良好的患者现身说法，以消除患者的顾虑。避免各种不良刺激，保持室内安静和舒适。对精神过度紧张或失眠者给予口服镇静剂或安眠药，使患者消除恐惧，配合治疗。

（3）用药护理。术前给药降低基础代谢率，减轻甲状腺肿大及充血是术前准备的重要环节，主要方法如下。

1）通常先用硫氧嘧啶类药物，待甲亢症状基本控制后减量继续服药，加服1~2 周的碘剂，再进行手术。大剂量碘剂可使腺体减轻充血，缩小变硬，有利于手术。常用的碘剂是复方碘化钾溶液，每日 3 次。每次 10 滴，2~3 周可以进行手术。由于碘剂可刺激口腔和胃黏膜，引发恶心、呕吐、食欲不振等不良反应，因此护士可指导患者于饭后用冷开水稀释后服用，或在用餐时将碘剂滴在馒头或饼干上一同服用。值得注意的是大剂量碘剂只能抑制甲状腺素的释放，而不能抑制其合成，因此一旦停药后，贮存于甲状腺滤泡内的甲状腺球蛋白分解，大量甲状腺素释放到血液中，会使甲亢症状加重。因此，碘剂不能单独治疗甲亢，仅用于手术前准备。

2）开始即用碘剂，2~3 周后甲亢症状得到基本控制（患者情绪稳定，睡眠好转，体重增加，脉率稳定在每分钟 90 次以下），便可进行手术。少数患者服用碘剂 2 周后，症状减轻不明显者，可在继续服用碘剂的同时，加用硫氧嘧啶类药物，直至症状基本控制后，再停用硫氧嘧啶类药物，但仍继续单独服用碘剂 1~2 周，再进行手术。

3）对用上述药物准备不能耐受或不起作用的病例，主张单用普萘洛尔或与碘剂合用作术前准备，普萘洛尔剂量为每 6 小时给药 1 次，每次 20~60mg，一般在 4~7 天后脉率即降至正常水平，可以施行手术。要注意的是普萘洛尔在体内的有效半衰期不到 8 小时，所以最末一次口服普萘洛尔要在术前 1~2 小时，术后继续口服 4~7 天。此外，术前不宜使用阿托品，以免引起心动过速。

（4）床单位准备。患者离开病房后，护士应做好床单位的准备，床旁备气管切开包、无菌手套、吸引器、照明灯、氧气和抢救物品。

（5）体位练习。术前要指导患者练习手术时的头、颈过伸体位和术后用于帮助头部转动的方法，以防止瘢痕挛缩，可指导患者点头、仰头，尽量伸展颈部，及向左、向右转动头部。

2. 术后护理

（1）术后评估。患者返回病室后，护士应仔细评估患者的生命体征，伤口敷料，观察患者有无出血、喉返神经及甲状旁腺损伤等并发症，观察有无呼吸困难、窒息、手足抽搐等症状。

（2）体位。术后患者清醒和生命体征平稳后，取半卧位，有利于渗出液的引流和保持呼吸道通畅。

（3）饮食护理。术后 1~2 天，进流质饮食，随病情的恢复逐渐过渡到正常饮食，但不可过热，以免引起颈部血管扩张，加重创口渗血。患者如有呛咳，可给静脉补液或进半固体食物，协助患者坐起进食。

（4）指导颈部活动。术前护士已经教会患者颈部活动的方法，术后护士应提醒并协助患者做点头、仰头，及向左、向右转动头部，尽量伸展颈部。

（5）并发症的观察与护理。

1）术后呼吸困难和窒息是术后最危急的并发症，多发生在术后 48 小时内。常见原因为：①切口内出血压迫气管，主要是手术时止血不彻底、不完善，或因术后咳嗽、呕吐、过频活动或谈话导致血管结扎滑脱所引起。②喉头水肿，手术创伤或气管插管引起。③气管塌陷，气管壁长期受肿大的甲状腺压迫，发生软化，切除大部分甲状腺体后，软化的气管壁失去支撑所引起。④痰液阻塞。⑤双侧喉返神经损伤，患者发生此并发症时，务必及时采取抢救措施。

患者临床表现为进行性呼吸困难、烦躁、发绀，甚至发生窒息。如因切口内出血所引起者，还可出现颈部肿胀，切口渗出鲜血等。护士在巡回时应严密观察呼吸、脉搏、血压及伤口渗血情况，有时血液自颈侧面流出至颈后，易被忽视，护士应仔细检查。如发现患者有颈部紧压感、呼吸费力、气急烦躁、心率加速、发绀等应及时处理，包括立即检查伤口，必要时剪开缝线，敞开伤口，迅速排除出血或血肿压迫。如血肿清除后，患者呼吸仍无改善，应果断施行气管切开，同时吸氧。术后痰多而不易咳出者，应帮助和鼓励患者咳痰，进行雾化吸入以保持呼吸道通畅。护士应告诉患者术后48小时内避免过于频繁的活动、谈话，若患者有咳嗽、呕吐等症状时，应告知医务人员采取对症措施，并在咳嗽、呕吐时保护好伤口。

2）喉返神经损伤。患者清醒后，应诱导患者说话，以了解有无喉返神经损伤。暂时性损伤可由术中钳夹、牵拉或血肿压迫神经引起，永久性损伤多因切断、结扎神经引起。喉返神经损伤的患者术后可出现不同程度的声嘶或失音，喉镜检查可见患侧声带外展麻痹。对已有喉返神经损伤的患者，护士应认真做好安慰解释工作，告诉患者暂时性损伤经针刺、理疗可于3~6个月内逐渐恢复；一侧的永久性损伤也可由对侧代偿，6个月内发音好转。双侧喉返神经损伤会导致两侧声带麻痹，引起失音或严重呼吸困难，须做气管切开手术，护士应做术后护理。

3）喉上神经损伤。手术时损伤喉上神经外支会使环甲肌瘫痪，引起声带松弛，音调降低。如损伤其内支，则喉部黏膜感觉丧失，表现为进食时，特别是饮水时发生呛咳、误咽。护士应注意观察患者进食情况，如进水及流质物时发生呛咳，要协助患者坐起进食或进半流质饮食，并向患者解释该症状一般在治疗后会自行恢复。

4）手足抽搐。手术时甲状旁腺被误切、挫伤或其血液供应受累，均可引起甲状旁腺功能低下，出现低血钙，从而使神经肌肉的应激性显著增高。症状多发生于术后1~3天，轻者只有面部、口唇周围和手、足针刺感和麻木感或强直感，2~3周后由于未损伤的甲状旁腺代偿增生而使症状消失，重症可出现面肌和手足阵发性痛性痉挛，甚至可发生喉及膈肌痉挛，引起窒息死亡。护士应指导患者合理饮食，限制含磷较高的食物，如牛奶、瘦肉、蛋黄、鱼类等。症状轻者可口服碳酸钙1~2g，每日3次；症状较重或长期不能恢复者，可加服维生

素 D_3，每日 5 万~10 万 IU，以促进钙在肠道内的吸收。最有效的治疗是口服二氢速固醇（ATIO）油剂，有迅速提高血中钙含量的特殊作用，从而降低神经肌肉的应激性。抽搐发作时，立即用压舌板或匙柄垫于上下磨牙间，以防咬伤舌头，并静脉注射 10%葡萄糖酸钙或氯化钙 10~20mL，注意保证患者安全，避免受伤。

5）甲状腺危象。甲状腺危象是由于甲亢长期控制不佳，涉及心脏、感染、营养障碍，危及患者生命的严重并发症，而手术、感染、电解质紊乱等的应激会诱发危象。危象先兆症状表现为甲亢症状加重，患者严重乏力、烦躁、发热（体温 39℃以下）、多汗、心悸、心率每分钟在 120~160 次，伴有食欲不振、恶心、腹泻等。甲状腺危象临床表现为高热（体温 39℃以上），脉快而弱，大汗、呕吐、水泻、谵妄，甚至昏迷，心率每分钟常在 160 次以上。如处理不及时或不当，患者常很快死亡。因此护士应严密观察病情变化，一旦发现上述症状，应立即通知医师，积极采取措施。甲状腺危象处理包括以下几方面：①吸氧，以缓解组织的缺氧状况。②降温，使用物理办法、退热药物、冬眠药物等综合措施，使患者的体温保持在 37℃左右。③静脉输入大量葡萄糖溶液。④碘剂，口服复方碘化钾溶液 3~5mL，紧急时用 10%碘化钠 5~10mL 加入 10%葡萄糖溶液 500mL 中做静脉滴注，以降低循环血液中甲状腺素水平，或抑制外周 T_4 转化为 T_3。⑤氢化可的松，每日 200~400mg，分次做静脉滴注，以拮抗应激。⑥利血平 1~2mg 肌内注射，或普萘洛尔 5mg，加入葡萄糖溶液 100mL 中做静脉滴注，以降低周围组织对儿茶酚胺的反应。⑦镇静剂，常用苯巴比妥 100mg，或冬眠合剂Ⅱ号半量肌内注射，6~8 小时一次。⑧有心力衰竭者，加用洋地黄制剂。护士应密切观察患者用药后的病情变化，病情一般于 36~72 小时后逐渐好转。

第二节　甲状腺功能减退症

甲状腺功能减退症（简称甲减）是由各种原因导致的低甲状腺激素血症或甲状腺激素抵抗而引起的全身性低代谢综合征。按起病年龄分为三型：起病于胎儿或新生儿，称为呆小病；起病于儿童者，称为幼年性甲减；起病于成年，称为成年性甲减。前两者常伴有智力障碍。

一、病因

(1) 原发性甲状腺功能减退。由于甲状腺腺体本身病变引起的甲减，占全部甲减的95%以上，且90%以上原发性甲减是由自身免疫、甲状腺手术和甲亢^{131}I治疗所致。

(2) 继发性甲状腺功能减退症。由下丘脑和垂体病变引起的促甲状腺激素释放激素（TRH）或者促甲状腺激素（TSH）产生和分泌减少所致的甲减，垂体外照射、垂体大腺瘤、颅咽管瘤及产后大出血是其较常见的原因；其中由于下丘脑病变引起的甲减称为三发性甲减。

(3) 甲状腺激素抵抗综合征。由于甲状腺激素在外周组织实现生物效应障碍引起的综合征。

二、临床表现

(1) 一般表现。易疲劳、怕冷、体重增加、记忆力减退、反应迟钝、嗜睡、精神抑郁、便秘、月经不调、肌肉痉挛等。体检可见表情淡漠，面色苍白，皮肤干燥发凉、粗糙脱屑，颜面、眼睑和手皮肤水肿，声音嘶哑，毛发稀疏、眉毛外1/3脱落。由于高胡萝卜素血症，手脚皮肤呈姜黄色。

(2) 肌肉与关节。肌肉乏力，暂时性肌强直、痉挛、疼痛，嚼肌、胸锁乳突肌、股四头肌和手部肌肉可有进行性肌萎缩。腱反射的弛缓期特征性延长，超过350毫秒（正常为240~320毫秒），跟腱反射的半弛缓时间明显延长。

(3) 心血管系统。心肌黏液性水肿导致心肌收缩力损伤、心动过缓、心排血量下降。ECG显示低电压。由于心肌间质水肿、非特异性心肌纤维肿胀，左心室扩张和心包积液导致心脏增大，有学者称之为甲减性心脏病。冠心病在本病中高发。10%的患者伴发高血压。

(4) 血液系统。由于下述四种原因发生贫血：①甲状腺激素缺乏引起血红蛋白合成障碍。②肠道吸收铁障碍引起铁缺乏。③肠道吸收叶酸障碍引起叶酸缺乏。④恶性贫血是与自身免疫性甲状腺炎伴发的器官特异性自身免疫病。

(5) 消化系统。厌食、腹胀、便秘，严重者出现麻痹性肠梗阻或黏液水肿性巨结肠。

（6）内分泌系统。女性常有月经过多或闭经的情况。长期严重的病例可导致垂体增生、蝶鞍增大。部分患者血清催乳素（PRI）水平增高，发生溢乳。原发性甲减伴特发性肾上腺皮质功能减退和 1 型糖尿病者，属自身免疫性多内分泌腺体综合征的一种。

（7）黏液性水肿昏迷。本病的严重并发症，多在冬季寒冷时发病。诱因为严重的全身性疾病、甲状腺激素替代治疗中断、寒冷、手术、麻醉和使用镇静药等。临床表现为嗜睡、低体温（$T<35℃$）、呼吸徐缓、心动过缓、血压下降、四肢肌肉松弛、反射减弱或消失，甚至昏迷、休克、肾功能不全，危及生命。

三、辅助检查

（1）血常规。多为轻、中度正细胞正色素性贫血。

（2）生化检查。血清三酰甘油、总胆固醇、LDL-C 增高，HDL-C 降低，同型半胱氨酸增高，血清 CK、LDH 增高。

（3）甲状腺功能检查。血清 TSH 增高，T_4、FT_4 降低是诊断本病的必备指标。对于严重病例，血清 T_3 和 FT_3 降低。亚临床甲减仅有血清 TSH 增高，但是血清 T_4 或 FT_4 正常。

（4）TRH 刺激试验。主要用于原发性甲减与中枢性甲减的鉴别。静脉注射 TRH 后，血清 TSH 不增高者提示为垂体性甲减；延迟增高者为下丘脑性甲减；血清 TSH 在增高的基值上进一步增高，提示原发性甲减。

（5）X 线检查。可见心脏向两侧增大，可伴心包积液和胸腔积液，部分患者有蝶鞍增大的情况。

四、治疗要点

1. 替代治疗

左甲状腺素（$L-T_4$）治疗，治疗的目标是将血清 TSH 和甲状腺激素水平恢复到正常范围内，需要终身服药。治疗的剂量取决于患者的病情、年龄、体重和个体差异。补充甲状腺激素，重新建立下丘脑-垂体-甲状腺轴的平衡一般需要 4~6 周，所以治疗初期，每 4~6 周测定激素指标。然后根据检查结果调整

$L-T_4$剂量，直到达到治疗的目标。治疗达标后，需要每6~12个月复查1次激素指标。

2. 对症治疗

有贫血者补充铁剂、维生素B_{12}、叶酸等胃酸低者补充稀盐酸，并与TH合用疗效好。

3. 黏液水肿性昏迷的治疗

（1）补充甲状腺激素，首选TH静脉注射，直至患者症状改善，至患者清醒后改为口服。

（2）保温、供氧、保持呼吸道通畅，必要时行气管切开、机械通气等。

（3）氢化可的松每天200~300mg持续静滴，患者清醒后逐渐减量。

（4）根据需要补液，但是入水量不宜过多。

（5）控制感染，治疗原发病。

五、护理措施

1. 观察病情

监测生命体征变化，观察精神、神志、语言状态、体重、乏力、动作、皮肤情况，注意胃肠道症状，如大便的次数、性状、量的改变，腹胀、腹痛等麻痹性肠梗阻的表现有无缓解等。

2. 用药护理

甲状腺制剂从小剂量开始，逐渐增加，注意用药的准确性。用药前后分别测脉搏、体重及水肿情况，以便观察药物疗效；用药后若有心悸、心律失常、胸痛、出汗、情绪不安等药物过量的症状时，要立即通知医师处理。

3. 对症护理

对于便秘患者，遵医嘱给予轻泻剂，指导患者每天定时排便，适当增加运动量，以促进排便。注意皮肤防护，及时清洗并用保护霜，防止皮肤干裂。适量运动，注意保护，防止外伤的发生。

4. 黏液性水肿昏迷的护理

（1）保持呼吸道通畅，吸氧，备好气管插管或气管切开设备。

（2）建立静脉通道，遵医嘱给予急救药物，如$L-T_3$，氢化可的松静滴。

（3）监测生命体征和动脉血气的变化，观察神志，记录出入量。

（4）注意保暖，主要采用升高室温的方法，尽量不给予局部热敷，以防烫伤。

第三节　糖尿病

一、概述

糖尿病是一组由遗传和环境因素相互作用而引起的临床综合征。由于胰岛素相对或绝对不足及靶组织细胞对胰岛素敏感性降低而引起糖、蛋白质、脂肪、水和电解质代谢的紊乱。以葡萄糖耐量减低、血糖增高和糖尿为特征，临床表现有多饮、多尿、多食、疲乏及消瘦等，并可并发心血管、肾、视网膜及神经的慢性病变，病情严重或应激时可发生急性代谢紊乱。

据世界卫生组织估计，全球目前有超过1.5亿糖尿病患者，到2025年这一数字将增加1倍。西方发达国家糖尿病患病率为5%。我国糖尿病调查于1979—1980年调查成人糖尿病患病率为1%，1994—1995年调查成人糖尿病患病率为2.5%，1995—1996年调查成人糖尿病患病率为3.21%。随着经济发展和生活方式的改变，糖尿病患病率正在逐渐上升。估计我国现有糖尿病患者超过4 000万人，居世界第2位。本病多见于中老年人，患病率随年龄而增长，自45岁后明显上升，至60岁达高峰，年龄在40岁以上者患病率高达40‰，年龄在40岁以下者患病率低于2‰，男女患病率无明显差别。国内各地区患病率相差悬殊，以宁夏最高（10.94‰），北京次之，贵州最低（1.15‰）。职业方面，干部、知识分子、退休工人、家庭妇女较高，农民最低，脑力劳动者高于体力劳动者，城市高于农村。体重超重者（身体体重指数BMI≥24）患病率是体重正常者的3倍。民族方面以回族最高，汉族次之。我国糖尿病绝大多数属2型糖尿病（非胰岛素依赖性糖尿病）。

（一）胰腺的分泌功能

胰腺横卧于$L_{1\sim2}$腰椎前方，前面被后腹膜所覆盖，固定于腹后壁，它既是外分泌腺，也是内分泌腺。胰腺的外分泌功能是由腺泡细胞和导管壁细胞来完成的，这些细胞分泌出能消化蛋白质、糖类和脂肪的消化酶；内分泌来源于胰岛，胰岛是大小不一、形态不定的细胞集团，散布在腺泡之间，在胰体、尾部较多。胰岛有多种细胞，其中以β细胞较多，产生胰岛素，有助于蛋白质、糖类和脂肪的代谢；α细胞产生胰高血糖素，通过促进肝糖分解成葡萄糖来升高血糖。

（二）影响糖代谢的激素

影响糖代谢作用的激素包括胰岛素、胰高血糖素、促肾上腺皮质激素（ACTH）、皮质激素、肾上腺素及甲状腺激素。

1. 胰岛素和胰高血糖素

胰岛素和胰高血糖素是控制糖代谢的两种主要激素，均属小分子蛋白质。胰岛素是体内降血糖的唯一激素，并有助于调节脂肪和蛋白质的新陈代谢。

（1）刺激葡萄糖主动运输进入肌肉及脂肪组织细胞内，为能穿过细胞膜，葡萄糖必须与胰岛素结合，而且必须与细胞上的受体连接在一起。有些糖尿病患者虽然有足够的胰岛素，但是受体减少，因此减少了胰岛素送入细胞的量。其他的人则是胰岛素分泌不足，当胰岛素分泌不足时，葡萄糖就留在细胞外，使血糖浓度升高，超过正常值。

（2）调节细胞将糖类转变成能量的速率。

（3）促进葡萄糖转变成肝糖原贮存起来，并抑制肝糖原转变成葡萄糖。

（4）促进脂肪酸转变成脂肪，形成脂肪组织贮存起来，且能抑制脂肪的破坏、脂肪的利用及脂肪转换成酮体。

（5）刺激组织内的蛋白质合成作用，且能抑制蛋白质转变成氨基酸。

总之，正常的胰岛素可主动地促进以上过程，以降低血糖，抑制血糖升高。

胰岛β细胞分泌胰岛素的速率是由血中葡萄糖的量来调节的，当血糖升高时，胰岛细胞就分泌胰岛素进入血中，从而使葡萄糖进入细胞内，并将葡萄糖转变成肝糖原；当血糖降低时，胰岛分泌胰岛素的速率降低；当食物消化吸收后，胰岛细胞再分泌胰岛素。

当胰岛素分泌不足时，血糖浓度便高于正常值；当胰岛素过量时，如体外补充胰岛素过量时，血糖过低会发生胰岛素诱发的低血糖反应（胰岛素休克）。

胰高血糖素的作用与胰岛素相反，当血糖降低时，刺激胰高血糖素分泌，胰高血糖素通过促进肝糖原转化为葡萄糖的方式来升高血糖。糖尿病患者常常同时有胰岛素与胰高血糖素分泌异常的情况，单独影响胰岛 α 细胞的疾病（胰高血糖素的分泌过量或不足）非常罕见。下面通过进餐后血糖的变化，来说明胰岛素与胰高血糖素相反而互补的作用。

如当一个人早上 7 点用早餐，血糖开始升高，胰岛素约在 7 点 15 分开始分泌，大约在上午 9 点 30 分血糖升到最高值，稍后胰岛素的分泌将减少，到了上午 11 点，因为胰岛素促进葡萄糖进入细胞内，因此机体会利用这些葡萄糖作为两餐间的能量来源。胰岛素与胰高血糖素的合成及释放依赖以下三种要素。

（1）健全的胰脏。具有正常功能的 α 细胞及 β 细胞。

（2）含有充分蛋白质的饮食。胰岛素和胰高血糖素都是蛋白质物质。

（3）正常的血钾浓度。低血钾会使胰岛素分泌减少，当胰岛素或胰高血糖素分泌不足对，患者可由胃肠以外的途径补充。因为胃肠中的蛋白溶解酶可使它们失去活性，注射胰高血糖素可逆转因注射过量胰岛素导致的低血糖。

2. 其他激素的作用

（1）肾上腺皮质所分泌的糖皮质激素刺激蛋白质转换成葡萄糖，使血糖升高。在身体处于应激的情况下，或血糖非常低时，这些激素便可分泌。

（2）肾上腺素在人体处于应激时，可将肝糖原转换成葡萄糖而使血糖升高。

（3）甲状腺素和生长激素也可使血糖升高。

（三）糖尿病分型

目前国际上通用世界卫生组织糖尿病专家委员会提出的病因学分型标准。此标准将糖尿病分成四大类型，包括 1 型糖尿病（胰岛素依赖性糖尿病）、2 型糖尿病（非胰岛素依赖性糖尿病）、其他特殊类型糖尿病和妊娠期糖尿病。

二、病因与发病机制

糖尿病的病因和发病机制目前尚未完全阐明，不同类型的糖尿病其病因也不相同。

（一）1型糖尿病

（1）遗传易感性。糖尿病病因中遗传因素可以肯定，1型糖尿病患者的父母患病率为11%，三代直系亲属中遗传6%，这主要是因为基因异常所致人类白细胞组织相容抗原（HLA）与自身免疫相关的这些抗原是糖蛋白，分布在全身细胞（红细胞和精子除外）的细胞膜上。研究发现，携带 $HLA-DR_3$ 和/或 $HLA-DR_4$ 的白种人和携带 $HLA-DR_3$、$HLA-DR_9$ 的中国人易患糖尿病。

（2）病毒感染。1型糖尿病与病毒感染有明显关系。已发现的病毒有柯萨奇B病毒、腮腺炎病毒、风疹病毒、巨细胞病毒。病毒感染可直接损伤胰岛组织引起糖尿病，也可能损伤胰岛组织后诱发自身免疫反应，进一步损伤胰岛组织引起糖尿病。

（3）自身免疫。目前发现90%新发生的1型糖尿病患者，其循环血中有多种胰岛细胞自身抗体。此外，细胞免疫在发病中也起重要作用。临床观察1型患者常伴有其他自身免疫病，如Graves病、桥本病、重症肌无力等。

总之，HIA-D基因决定了1型糖尿病的遗传易感性，易感个体在环境因素的作用下，通过直接或间接的自身免疫反应，引起胰岛β细胞破坏，体内可检测出各种胰岛细胞抗体，胰岛β细胞数目开始减少，但仍能维持糖耐量正常。当胰岛β细胞持续损伤达一定程度（通常只残存10%β细胞），胰岛素分泌不足，糖耐量降低或出现临床糖尿病，须用胰岛素治疗，最后胰岛β细胞完全消失，须依赖胰岛素维持生命。

（二）2型糖尿病

2型糖尿病与遗传和环境因素的关系更为密切，其遗传方式与1型糖尿病患者不同，不存在特殊的HLA单型的优势。中国人与2型糖尿病关联的基因有4个，即胰岛素受体基因载脂蛋白 A_1 和B基因、葡萄糖激酶基因。不同的糖尿病患者可能与不同的基因缺陷有关，此为2型糖尿病的遗传异质性特点。2型糖尿病有明显的家族史，父母糖尿病患病率达85%，单卵双生子中，两人同患糖尿病的比例达90%以上。环境因素中，肥胖是2型糖尿病发病的重要诱因，肥胖者因外周靶组织细胞膜胰岛素受体数目减少，亲和力降低，周围组织对胰岛素敏感性降低，即胰岛素抵抗，胰岛β细胞长期超负荷，其分泌功能将逐渐下降，一旦胰岛β细胞分泌的胰岛素不足以代偿胰岛素抵抗，即可发生糖尿病。此外，感染、应激、缺乏体力活动、多次分娩均可能是2型糖尿病的诱因。胰高血糖素、肾上腺素等胰岛素拮抗激素分泌过多，对糖尿病代谢紊乱的发生也有重要作用。2型糖尿病早期存在胰岛素抵抗而胰岛β细胞代偿性分泌胰岛素增多时，血糖可维持正常；当β细胞功能出现缺陷而对胰岛素抵抗不能代偿时，可进展为葡萄糖调节受损和糖尿病。

三、病理

1型患者胰腺的病理改变明显，β细胞数量减少，仅为正常的10%左右，50%~70%可出现胰岛β细胞周围淋巴细胞和单核细胞浸润，另外还有胰岛萎缩和β细胞变形。2型的主要病理改变有胰岛玻璃样变，胰腺纤维化，β细胞空泡变性和脂肪变性。

糖尿病患者的大、中血管病变主要是动脉粥样硬化，微血管的基本病变为毛细血管基底膜增厚。神经病变的患者有末梢神经纤维轴突变性，继以节段性或弥漫性脱髓鞘改变，病变可累及神经根、椎旁交感神经节和颅神经。糖尿病控制不良时，常见的病理改变为肝脏脂肪沉积和变性。

由于胰岛素生物活性作用绝对或相对不足而引起糖、脂肪和蛋白质代谢的紊乱，葡萄糖在肝、肌肉和脂肪组织的利用减少，肝糖输出增多，因而发生高血糖。升高的血糖使细胞内液进入血液，从而导致细胞内液不足，当血糖浓度升高超过10mmol/L时，便超过肾糖阈，葡萄糖进入尿中，引起糖尿。尿中葡萄糖的高渗透作用，阻止肾小管对水分的再吸收，引起细胞外液不足。脂肪代谢方面，因胰岛素不足，脂肪组织摄取葡萄糖及血浆清除甘油减少，脂肪合成减少，脂蛋白酶活性低下，使血浆游离脂肪酸和三酰甘油浓度升高。在胰岛素极度缺乏时，储存脂肪动员和分解加速，可使血游离脂肪酸浓度更高。脂肪代谢障碍可产生大量酮体，包括乙酰乙酸、β羟丁酸、丙酮酸。当酮体生成超过组织利用和排泄能力时，大量酮体堆积形成酮症或进一步发展为酮症酸中毒。蛋白质代谢方面，肝、肌肉等组织摄取氨基酸减少，蛋白质合成减少，分解代谢加速，出现负氮平衡现象。血浆中生糖氨基酸浓度降低，同时血中生酮氨基酸水平增高，导致肌肉摄取氨基酸合成蛋白质的能力下降，患者表现为消瘦、乏力，组织修复能力和抵抗力降低，出现儿童生长发育障碍、延迟的情况。1型患者和2型患者在物质代谢紊乱方面是相同的，但2型患者一般症状较轻，不少患者可在相当长时期内无代谢紊乱，有的患者基础胰岛素分泌正常，有的患者进食后胰岛素分泌高峰延迟。

四、护理评估

（一）健康史

评估患者家族中糖尿病的患病情况，详细询问患者的生活方式、饮食习惯、食量、妊娠次数、新生儿出生体重、身高等。

（二）身体评估

1. 代谢紊乱症状群

本病典型症状是“三多一少”，即多饮、多尿、多食及体重减轻，此外还有糖尿病并发症的症状。

（1）多尿。由于血糖升高，大量葡萄糖从肾脏排出，引起尿渗透压增高，阻碍水分在肾小管被重新吸收，大量水分伴随葡萄糖排出，形成多尿，患者的排尿次数和尿量明显增多，每日排尿量2~10L。血糖越高，排糖越多，尿量也越多。

（2）烦渴多饮。多尿使机体失去大量水分，因而口渴，饮水量增多。

（3）易饥多食。葡萄糖是体内能量及热量的主要来源，由于胰岛素不足，摄入的大量葡萄糖不能被利用而随尿丢失，机体处于半饥饿状态，为补偿失去的葡萄糖，大多患者有饥饿感，从而导致食欲亢进，易饥多食。

（4）消瘦（体重减轻）、乏力。由于机体不能充分利用葡萄糖，故须用蛋白质和脂肪来补充能量和热量，使体内蛋白质和脂肪消耗增多，加之水分的丧失，患者体重减轻，消瘦乏力。1型糖尿病患者体型均消瘦，2型糖尿病患者发病前多有肥胖，病后虽仍较胖，但较病前体重已有减轻。

（5）其他。患者常有皮肤疖肿及皮肤瘙痒，由于尿糖浓度较高和尿糖的局部刺激，患者外阴部瘙痒较常见，有时因局部湿疹或真菌感染引起。此外还可见腰背酸痛、视物模糊、月经失调等。

2. 并发症

（1）酮症酸中毒。为最常见的糖尿病急症。糖尿病加重时，脂肪分解加速，大量脂肪酸在肝脏经β氧化产生酮体（包括乙酰乙酸、β羟丁酸、丙酮酸），血酮升高时称酮血症，尿酮排出增多时称酮尿，统称酮症。乙酰乙酸和β羟丁酸的酸性较强，故易产生酸中毒。病情严重时可出现糖尿病昏迷，1型糖尿病患者多见，2型糖尿病患者在一定诱因作用下也可发生酮症酸中毒，尤其是老年人常因并发感染而易患此症。

酮症酸中毒的诱发因素很多，如急、慢性感染，以呼吸道、泌尿系、胃肠感染最常见。胰岛素突然中断或减量过多、饮食失调、过多摄入甜食和脂肪的食物或过分限制糖类，应激如外伤、手术麻醉、精神创伤、妊娠分娩均可诱发此病。

酮症酸中毒时患者可表现出糖尿病症状加重，如明显的软弱无力，极度口渴，尿量较前更多，食欲减退，恶心呕吐以至不能进水和食物。当pH值<7.2或血浆CO_2结合力低于15mmol/L时，呼吸深大而快（Kussmaul呼吸），患者呼气中含丙酮，故有烂苹果味。失水加重可致脱水表现，如尿量减少，皮肤干燥无弹性，眼球下陷，严重者出现休克，表现为心率加快，脉细速，血压下降，四肢厥冷等。患者早期有头晕、头痛、精神萎靡，继而嗜睡，烦躁不安，当病情恶化时，患者反应迟钝乃至消失，最后陷入昏迷。

（2）高血糖高渗状态。为糖尿病急性代谢紊乱的另一临床类型。多见于老年2型糖尿病患者。发病前多无糖尿病史或症状轻微未引起注意，患者有严重高血糖、脱水及血渗透压增高而无显著的酮症酸中毒，可表现为突然出现神经精神症状，表现为嗜睡、幻觉、定向障碍、昏迷等，病死率高达40%。

（3）大血管病变。大、中动脉粥样硬化主要侵犯主动脉、冠状动脉、脑动脉、肾动脉和肢体外周动脉等，引起冠心病、缺血性或出血性脑血管病，肾动脉硬化、肢体动脉硬化等。

（4）微血管病变。微血管病变是糖尿病的特异性并发症，其典型改变是微循环障碍和微血管基底膜增厚。其主要病变表现在视网膜、肾、神经和心肌组织，其中尤以糖尿病肾病和视网膜病为重要。

1）糖尿病肾病。常见于病史超过10年的患者。包括肾小球毛细血管间硬化症、肾动脉硬化病和慢性肾盂肾炎。糖尿病肾损害的发生、发展分为Ⅰ～Ⅴ五期，患者可表现为蛋白尿、水肿和高血压，晚期伴氮质血症、肾衰竭。

2）糖尿病视网膜病变。大部分病程超过10年的患者可并发不同程度的视网膜病变，是失明的主要原因之一。视网膜病变可分为六期，Ⅰ～Ⅲ期为背景性视网膜病变，Ⅳ～Ⅵ期为增殖性视网膜病变。出现增殖性病变时常伴有糖尿病肾病及神经病变。

（5）神经病变。多发性周围神经病变最常见，患者出现对称性肢体隐痛、刺痛或烧灼样痛，夜间及寒冷时加重，一般下肢比上肢明显。肢端呈手套、袜子状分布的感觉异常。自主神经损害表现为瞳孔改变、排汗异常、便秘、腹泻、尿潴留、尿失禁、直立性低血压、持续心动过速、阳痿等。

（6）糖尿病足。与下肢远端神经异常和不同程度周围血管病变相关的足部溃疡、感染和/或深层组织破坏。轻者表现为足部皮肤干燥苍白和发凉，重者可出现足部溃疡、坏疽。糖尿病足是糖尿病患者截肢、致残的主要原因。

（7）感染。糖尿病患者易感染疖、痈等皮肤化脓性疾病，皮肤真菌的感染也较常见，如足癣、甲癣、体癣等。女性患者常并发真菌性阴道炎、肾盂肾炎和膀胱炎等常见的泌尿系感染，常反复发作，多转为慢性肾盂肾炎。

（8）其他。糖尿病患者还容易出现白内障、青光眼、屈光改变和虹膜睫状体病变等其他眼部并发症。皮肤病变也很常见，大多数为非特异性，但临床表现和自觉症状较重。

（三）辅助检查

（1）尿糖测定。轻症患者空腹尿糖可阴性，但饭后尿糖均为阳性。每日尿糖总量一般与病情平行，因而是判断治疗控制程度的指标之一。但患有肾脏病变者血糖虽高但尿糖可为阴性，妊娠时血糖正常，但尿糖可阳性。

（2）尿酮体。并发酮症酸中毒时尿酮体阳性。

（3）血糖测定。空腹及饭后2小时血糖是诊断糖尿病的主要依据，同时也是判断糖尿病病情和疗效的主要指标。血糖值反映的是瞬间血糖状态。当空腹血糖≥7.0mmoL/L（126mg/dl）和/或餐后2小时血糖≥11.1mmol/L（200mg/dl）时，可确诊为糖尿病。酮症酸中毒时，血糖可达16.7～33.3mmol/L（300～

600mg/dl)；高血糖高渗状态时，血糖高至33.3mmol/L（600mg/dl）。空腹静脉血糖正常值为3.9~6.4mmol/L（70~115mg/dl）。诊断糖尿病时必须用静脉血浆测定血糖，随访血糖控制情况可用便携式血糖仪。

（4）口服葡萄糖耐量试验（OGTT）。对怀疑患有糖尿病，而空腹或饭后血糖未达到糖尿病诊断标准者，应进行本试验。OGTT应在清晨进行。目前葡萄糖负荷量成人为75g，溶于250~300mL水中，5分钟内饮完，2小时后测静脉血浆糖。儿童为1.75g/kg，总量不超过75g。

（5）糖化血红蛋白测定（GHbA1）。糖化血红蛋白的量与血糖浓度呈正相关，分为A、B、C三种，其中以GHbA1C最为主要，正常人A1C占血红蛋白总量的3%~6%，可反映近8~12周内血糖总的水平，为糖尿病控制情况的主要监测指标之一。

（6）病情未控制的患者，常见血三酰甘油、胆固醇、β脂蛋白增高。并发肾脏病变者尿常规可见不同程度的蛋白质、白细胞、红细胞、管型等，并可有肾功能减退；并发酮症酸中毒时，血酮阳性，重者可高于4.8mmol/L（50mg/dl），二氧化碳结合力下降，可至13.5~9.0mmol/L（40~20vol%）或以下，血pH值在7.35以下，外周血中白细胞增高。高血糖高渗状态者血钠可达155mmol/L，血浆渗透压达330~460mOsm/（kg·H_2O）。

（四）心理-社会状况

（1）评估患者对疾病的反应，如否认、愤怒、悲伤。

（2）评估家庭成员情况，是否有家庭、社区的支持，家庭成员是否协助患者进行饮食控制，督促患者按时服药，胰岛素注射，定期进行血尿糖检验。

（3）评估家庭的经济状况，是否能够保证患者的终身用药。

（4）评估患者对疾病治疗的态度，有的患者认识不到糖尿病的危害，不注意饮食控制，继续吸烟、饮酒等不良生活习惯。对于1型糖尿病患者，能否坚持餐前胰岛素注射，2型糖尿病患者是否按时服药，自觉地自测血糖、尿糖等。

五、常见的护理诊断/问题

（1）知识缺乏，与缺乏糖尿病疾病及治疗、护理知识有关。

（2）营养失调，低于机体需要量，与胰岛素分泌绝对或相对不足引起糖、蛋白质、脂肪代谢紊乱有关。

(3) 有感染的危险，与糖、蛋白质、脂肪代谢紊乱所致的机体抵抗力下降和微循环障碍有关。

(4) 潜在并发症：糖尿病酮症酸中毒、低血糖。

(5) 焦虑，与疾病的慢性过程有关。

六、护理措施

通过治疗与护理，患者情绪状态稳定，焦虑程度减轻，患者能够遵循医嘱按时用药，控制饮食，有运动计划。患者多饮、多尿、多食的症状缓解，体重增加，血糖正常或趋于正常。患者在健康教育之后，能够进行自我照顾、病情监测，如进行足部护理、胰岛素注射，正确测量血糖、尿糖等，护士能够及时发现并发症，及时通知医师，使并发症得到及时处理。患者顺利接受手术，术后无感染的发生。

(一) 用药护理

护士在患者用药过程中应指导患者按时按量服药，不可随意增量或减量；用药后注意观察药物疗效，监测血糖、尿糖、尿量、体重变化，并观察药物不良反应。护士应给患者讲解胰岛素和口服降糖药对糖尿病控制的重要性，药物的作用及不良反应，演示胰岛素注射方法，说明用药与其他因素的关系，如饮食、锻炼等，保证患者及家属了解低血糖症状和治疗方法及持续高血糖、酮症酸中毒的处理方法。指导的对象包括患者及其家庭成员。

1. 胰岛素治疗患者的护理

(1) 胰岛素治疗的适应证。①1 型糖尿病患者尤其是青少年、儿童，无论有否酮症酸中毒，都必须终身坚持用胰岛素替代治疗。②显著消瘦的成年糖尿病患者，与营养不良相关的糖尿病患者，及生长发育迟缓者，均应采用胰岛素治疗。③2 型糖尿病患者经严格饮食控制，适当运动及口服降糖药物未获良好控制者，可补充胰岛素治疗，以便减轻 β 细胞负担，尽快控制临床症状和高血糖。但胰岛素用量不宜过大，以免发生胰岛素抵抗性。④2 型糖尿病患者在严重感染、创伤、手术、结核病等消耗性疾病以及应激状态如急性心肌梗死等情况下，为预防酮症酸中毒或其他并发症的发生，宜用胰岛素治疗，待病情好转后可停用。⑤糖尿病伴有酮症酸中毒，高血糖高渗状态或乳酸性酸中毒等急性并发症的患者，都必须使用胰岛素治疗。⑥妊娠期糖尿病或糖尿病妇女妊娠期间，为了纠正代谢紊乱，保证胎儿正常发育，防止出现胎儿先天性畸形，宜采用胰岛素治疗。⑦糖尿病患者伴有视网膜病变、肾脏病变、神经病变、心脏病变或肝硬化、肝炎、脂肪肝、下肢坏疽等，宜采用胰岛素治疗。⑧外科手术前后患者，须采用胰岛素治疗。⑨成年或老年糖尿病患者起病很急，体重明显减轻，可采用胰岛素治疗。⑩伴重度外阴瘙痒，宜暂时用胰岛素治疗，有继发性糖尿病如垂体性糖尿病、胰源性糖尿病时，亦应采用。

（2）胰岛素制剂类型及作用时间。按作用快慢和维持作用时间，胰岛素制剂可分为短（速）效、中效、长（慢）效三类。短效胰岛素可皮下、肌内、静脉注射，注射后吸收快、作用迅速，维持时间短。中效胰岛素又称中性鱼精蛋白锌胰岛素，只能皮下注射，其作用较慢，维持时间较长，可单独使用，也可与短效胰岛素合用。长效胰岛素又称鱼精蛋白锌胰岛素，只供皮下注射，不能做静脉注射，吸收速度慢，维持时间长。

（3）胰岛素贮存。胰岛素的贮存温度为 2~3℃，贮存时间不宜过长，过期会影响胰岛素的效价，不能存放在冰冻层，同时要避免剧烈晃动，不要受日光照射，短效胰岛素如不清亮或中、长效胰岛素呈块状时，不能使用。

（4）胰岛素的抽吸。我国常用胰岛素制剂的浓度有每毫升 40IU 或 100IU，使用时应看清浓度。一般用 1mL 注射器抽取胰岛素以保证剂量准确，当患者需要长、短效胰岛素混合使用时，应先抽短效，再抽长效胰岛素，然后轻轻混匀，不可反向操作，以免将长效胰岛素混入短效胰岛素瓶内，影响其疗效。某些患者须混用短、中效胰岛素，现有各种比例的预混制作，最常用的是含 30%短效和 70%中效的制剂。胰岛素“笔”型注射器使用装满预混胰岛素笔芯，使用方便且便于携带。目前经肺、口腔黏膜和鼻腔黏膜吸收的 3 种胰岛素吸入剂已开始上市。

（5）给药时间。生理性胰岛素分泌有两种模式，包括持续性基础分泌和进餐后胰岛素分泌迅速增加，胰岛素治疗应力求模拟生理性胰岛素分泌的模式。使用短效胰岛素，每次餐前半小时皮下注射一次，有时夜宵前再加一次，每日 3~4 次。使用中效胰岛素，早餐前 1 小时皮下注射一次，或早餐及晚餐前分别皮下注射一次。使用长效胰岛素，每日于早餐前1小时皮下注射一次。

（6）胰岛素强化治疗，即强化胰岛素治疗法，目前较普遍应用的方案是餐前多次注射短效胰岛素加睡前注射中效或长效胰岛素。采用胰岛素强化治疗的患者有时早晨空腹血糖仍高，可能原因为夜间胰岛素作用不足、“黎明”现象和“苏木杰”效应，夜间多次测定血糖有助于鉴别上述原因。另外采用胰岛素强化治疗时，低血糖症发生率增加，应注意预防、早期识别和及时处理。

（7）常见不良反应及护理。①低血糖反应。由于胰岛素使用剂量过大、饮食失调或运动过量，患者可出现低血糖反应，表现为饥饿、头昏、心悸多汗甚至昏迷。对于出现低血糖反应的患者，护士应及时检测血糖，根据患者的具体情况给患者进食糖类食物，如糖果、饼干、含糖饮料，或静脉推注50%葡萄糖40~100mL，随时观察病情变化。②变态反应。胰岛素变态反应是由IgE引起，患者首先出现注射部位瘙痒，随之出现荨麻疹样皮疹，可伴有恶心、呕吐、腹泻等胃肠症状。如出现变态反应，应立即更换胰岛素制剂的种类，使用抗组胺药物和糖皮质激素及脱敏疗法等，严重变态反应者须停止或暂时中断胰岛素治疗。③局部反应。胰岛素注射后可出现局部脂肪营养不良，在注射部位呈皮下脂肪萎缩或增生，停止该部位注射后自然恢复。护士在进行胰岛素注射时，应注意更换注射部位。另外，通过使用高纯度胰岛素制剂可明显减少脂肪营养不良。胰岛素注射部位包括前臂、大腿前侧、外侧、臀部和腹部（脐周不要注射），两周内同一个注射部位不能注射两次，每个注射点相隔2cm。

（8）护士应教会患者进行自我胰岛素注射方法，自我监测注射后的反应，讲解注意事项。先指导患者准确抽吸药液，注射前用左拇指及示指将皮肤夹住提起，右手持注射器与皮肤呈45°~60°角的方向，迅速刺进皮肤，抽吸回血，确定无回血后注入胰岛素。注射完毕后，用棉签轻压穿刺点，以防止少量胰岛素涌出，但不要按摩局部。

2. 口服降糖药患者的护理

（1）促胰岛素分泌剂。

1）磺脲类。此类药物作用机制为通过作用于胰岛β细胞表面的受体，促进胰岛素释放。主要适用于通过饮食治疗和体育活动不能很好控制病情的2型糖尿病患者。1型糖尿病、有严重并发症或晚期β细胞功能很差的2型糖尿病、对磺脲类过敏或有严重不良反应等是本药的禁忌证或不适应证。药物主要的不良反应为低血糖反应，当剂量过大、饮食过少、使用长效制剂或同时应用增强磺脲类降血糖的药物时，可发生低血糖反应。患者还可出现胃肠反应，如恶心、呕吐、消化不良等，偶尔可出现药物变态反应如荨麻疹、白细胞减少等。常见的第二代药物有：①格列本脲（优降糖），具有较强而迅速的降糖作用，剂量范围为每天2.5~20mg，分1~2次餐前半小时口服。②格列吡嗪（美吡达），剂量范围为每天2.5~30mg，分1~2次口服，于餐前半小时口服。③格列齐特（达美康），剂量范围为每天80~240mg，分1~2次口服，于餐前半小时口服。④格列喹酮（糖适平），剂量范围为每天30~180mg，分1~2次服用，于餐前半小时口服，肾功能不全时仍可使用。

2）格列奈类。此类药物的作用机制、禁忌证或不适应证与磺脲类大致相同。降血糖作用快而短，主要用于控制餐后高血糖。低血糖症发生率低、程度较轻。较适用于餐后高血糖为主的老年2型糖尿病患者。常用药物为瑞格列奈（每次0.5~4mg）和那格列奈（每次60~120mg），于餐前或进餐时口服。

（2）双胍类。

此类药物的作用机制为通过促进肌肉等外周组织摄取葡萄糖加速无氧酵解、抑制葡萄糖异生、抑制或延缓葡萄糖在胃肠道吸收等作用改善糖代谢，与磺脲类联合使用，可增强降血糖作用。此类药物适用于肥胖或超重的2型糖尿病患者，常见的不良反应是胃肠反应，服药后患者出现口干苦、金属味、厌食、恶心、呕吐、腹泻等，偶见皮肤红斑、荨麻疹等。常用药物为甲福明（又称二甲双胍），每日剂量500~1 500mg，分2~3次服，进餐中口服。

（3）α-葡萄糖苷酶抑制剂。

此类药物的作用机制为通过抑制小肠黏膜上皮细胞表面的α葡萄糖苷酶，延缓糖类的吸收，从而降低餐后高血糖。常见药物有阿卡波糖，开始服用剂量为25mg。每日3次，进食第一口饭时服药，若无不良反应，剂量可增至50mg，每日3次。最大剂量可增至100mg，每日3次。常见的不良反应有腹胀、腹泻、肠鸣音亢进、排气增多等胃肠反应。

（4）噻唑烷二酮。

格列酮类药物。其作用机制是增强靶组织对胰岛素的敏感性，减轻胰岛素抵抗，被视为胰岛素增敏剂。此类药物有罗格列酮，用法为4～8mg/d，每日1次或分次服用；吡格列酮，剂量为15mg，每日1次。

（二）饮食护理

糖尿病治疗除采用必要的口服降糖药或胰岛素注射外，饮食治疗是治疗糖尿病的重要措施。适当节制饮食可减轻胰岛β细胞的负担。对于老年人，肥胖而无症状或轻型患者，尤其是空腹及餐后血浆胰岛素不低者，饮食控制非常重要。护士可组织患者、家属、营养师共同参与制定饮食计划，在制定计划过程中，要考虑患者的种族、宗教、文化背景及饮食习惯。

糖尿病患者的饮食原则是在合理控制热量的基础上，合理分配糖类、脂肪、蛋白质的进量，以纠正糖代谢紊乱引起的血糖、尿糖、血脂异常等。

1. 合理控制总热量

人体所需总热量由基础代谢、体力劳动及食物在消化吸收代谢过程所需热量三部分组成。

总热量=基础代谢热量+体力劳动热量+食物消化吸收代谢所需热量

患者总热量的摄入以能维持标准体重为宜，热量的需要应根据患者的具体情况而定。肥胖者应先减少热量的摄入，减轻体重；消瘦者应提高热量的摄入，增加体重，使之接近标准体重；孕妇、乳母、儿童须增加热量摄入，维持其特殊的生理需要和正常生长发育。

糖尿病患者每日所需总热量应根据标准体重和每日每千克体重所需热量来计算。标准体重由身高来定，而每日每千克所需热量与患者的体型和活动性质有关。

标准体重（kg）=身高（cm）−105

每日所需总热量（kJ）=标准体重（kg）×热量（kJ/kg体重）

2. 糖尿病患者所需三大营养素量及其分配比例

（1）糖类。

应根据患者的实际情况限制糖类的摄入量，但不能过低。饮食中糖类太少，患者不易耐受。大量实验和临床观察表明，在控制热能的基础上提高糖类进量，不但可以改善葡萄糖耐量，还可以提高胰岛素的敏感性。机体因少糖而利用脂肪代谢供给能量，更易发生酸中毒。对于空腹血糖高于 11.2mmol/L（200mL/dl）的患者，不宜采用高糖类饮食，但每日摄入量不应少于 150g；对于空腹血糖正常或同时应用磺脲类降糖药患者，及某些使用胰岛素的患者，糖类的供给量应占总热量的 50%~65%，折合主食每天 250~400g。

有利于患者血糖控制的糖类食品有：燕麦片、莜麦粉、荞麦粉、玉米渣、白芸豆饭、绿豆、海带、粳米、二合一面或三合一面窝头。

（2）蛋白质。

蛋白质是人体细胞的重要组成部分，对人体的生长发育、组织的修补和更新起着极为重要的作用。在糖尿病患者的饮食中，蛋白质摄入量应比正常人高一些。这主要因为糖尿病患者蛋白质代谢紊乱，如果蛋白质摄入不足，出现负氮平衡，会出现消瘦、乏力、抵抗力差、易感染、创口不易愈合、小儿生长发育受阻等。蛋白质摄入量成人按每日每千克体重 0.8~1.2g 供给，占总热量的 15%~20%；孕妇、乳母、营养不良及消耗性疾病患者，酌情加至 1.5g/（kg·d），个别可达 2.0g/（kg·d）；小儿 2~4g/（kg·d）。

蛋白质食物的选择包括动物性和植物性两类。其中至少应选用 1/3 的优质蛋白质，优质蛋白质的主要来源有瘦肉、鱼、虾、鸡、鸭、鸡蛋、牛奶、豆类等。

（3）脂肪。

脂肪是人体结构的重要材料，在体内起着保护和固定作用，是体内热量的储存部分，有利于维生素 A、维生素 D、维生素 E 的吸收。脂肪可增加饱腹感，但可导致动脉粥样硬化。糖尿病患者每日进食脂肪量为每千克体重 1.0g，占总热量的 30%~35%。饮食中要限制动物性脂肪如羊、牛、猪油的进量，少吃胆固醇含量高的食物，如肝、肾、脑、蛋黄、鱼子等，偏向选用植物油。

3. 糖尿病患者的食物选择和禁忌

糖尿病患者主食可选用大米、白面、玉米面、小米、莜面，每日控制在 250~450g。副食可选用富含蛋白质的食物，如瘦肉、鸡蛋、鱼、鸡、牛奶、豆类等。烹调油宜用豆油、菜籽油、花生油、玉米油、芝麻油、葵花子油等，这类植物油含不饱和脂肪酸较高，有预防动脉粥样硬化的作用，但也不能大量食用。如按膳食单的标准吃完后，仍有饥饿感，可加食含糖 3%以下的蔬菜，如芹菜、白菜、菠菜、韭菜、黄瓜、西红柿、生菜等。

糖尿病患者禁止食用含糖过高的甜食如红糖、白糖、冰激凌、甜饮料、糖果、饼干、糕点、蜜饯、红薯等。如想吃甜味食品可采用木糖醇、山梨醇或甜叶菊等调味品；如想吃土豆、藕粉、胡萝卜等，则须从主食中相应减量。

（三）运动指导

体力活动或体力锻炼是糖尿病治疗的重要组成部分。运动可使身体强壮，改善机体的代谢功能，促进能量消耗，减少脂肪组织的堆积，提高机体对胰岛素的敏感性，增加肌肉对血糖的利用，改善血液循环，从而降低血糖，使肥胖者减轻体重，减少糖尿病并发症的发生。同时运动使糖尿病患者保持良好的心态，树立战胜疾病的信心，从而提高生存质量。

适用于糖尿病患者的锻炼方式多种多样，如散步、步行、健身操、太极拳、打球、游泳、滑冰、划船、骑自行车等。选择运动的方式应根据患者的年龄、性别、性格、爱好及糖尿病控制程度、身体状况和是否有并发症等具体情况而定。运动的强度应掌握在运动后收缩压不超过 24.0kPa，中青年心率达 130~140 次/分，老年人不超过 120 次/分。运动每天可进行 1~2 次，每周不少于 5 天。

糖尿病患者运动时要做好自我防护，如穿厚底防滑运动鞋、戴护膝、保护足跟等，随手携带易吸收的糖类食品，如糖果、饮品等，若感觉血糖过低，立即进食。运动宜在饭后 1 小时左右开始，可从短时间的轻微活动开始，逐渐增加运动量。切忌过度劳累，每次活动以 15~30 分钟为宜。不适合运动的情况包括：血糖太高、胰岛素用量太大、病情波动较大；有急性感染、发热；有酮症酸中毒，严重的心、肾病变，高血压，腹泻，反复低血糖倾向等。

（四）病情监测

1. 四次尿、四段尿糖

四次尿即早、午、晚餐前和睡觉前的尿液，做尿糖定性检查。应注意留尿前 30 分钟先把膀胱排空，然后收集半小时的尿液，这样才能根据每次尿糖多少，比较真实地反映和推测血糖水平。四段尿糖是指将 24 小时分为四段。

第一段：早饭后到午饭前（7∶30am~11∶30am）。

第二段：午饭后到晚饭前（11∶30am~5∶30pm）。

第三段：晚饭后到晚睡前（5∶30pm~10∶30pm）。

第四段：睡觉后到次日早饭前（10∶30pm~次日7∶30am）。

每段尿不论排尿几次，全放在一个容器内混匀，四段尿分别留在四个瓶子里，分别记录，做尿量定性检查并详细记录结果。

烧尿糖的方法：用滴管吸班氏液20滴，放于玻璃试管中，再滴2滴尿，将试管放沸水中煮5分钟后，观察颜色改变。不要用火烧液面以上的试管，防止将试管烧裂。

2. 使用尿糖试纸法和酮体试纸法

（1）尿糖试纸法。将纸浸入尿液中，湿透（约1分钟）后取出，1分钟后观察试纸颜色，并与标准色板对照，即能测得结果。使用时注意试纸的有效期，把一次所需的试纸取出后，立即将瓶盖紧，保存于阴凉干燥处，以防受潮变质。

（2）酮体试纸法。将酮体试纸浸于新鲜尿中后当即取出，多余尿液于容器边缘除去，3分钟后在白光下与标准色板比较判断结果。

3. 血糖自测

（1）血糖仪的种类。目前血糖仪的类型较多，较具代表性的新产品有德国BM公司血糖仪。BM公司产品准确、可靠、便携、简便。测试时间仅12秒，测试血糖范围0.33~27.75mmol/L。强生公司生产的ONE TOUCH Ⅱ血糖仪，液晶显示，不须擦血，经济实惠，患者可根据自身情况进行选择。

（2）自测血糖注意事项。采血前用温水、肥皂清洁双手，用酒精消毒手指，待酒精完全挥发后，方可采血。采血前手臂下垂10~15秒使局部充血，有利于采血，每次更换采血部位。采血量要严格控制，血滴一定要全部覆盖试纸垫或试纸孔。试纸拿出后随时盖紧瓶盖，不要使用过期或变质的试纸，采血针不可重复使用，用后加针帽再丢弃。

（五）足部护理

（1）每日检查足部是否有水泡、裂口、擦伤及其他改变。细看趾间及足底有无感染征象，一旦发现足部有伤口，特别是当足部出现水泡、皮裂和磨伤、鸡眼和胼胝及甲沟炎时，要及时进行有效处理，以预防糖尿病足的发生。

（2）每日晚上用温水（不超过40℃）及软皂洗脚，并用柔软且吸水性强的毛巾轻柔地擦干双脚，特别要擦干足趾缝间，但注意不要擦得太重以防任何微小创伤，每次洗脚不要超过10分钟。

（3）将脚擦干后，用羊毛脂或植物油涂抹，轻柔而充分地按摩皮肤，以保持皮肤柔软，清除鳞屑，防止干燥。

（4）汗多时，可用少许滑石粉放在趾间、鞋里及袜中。

（5）不要赤足行走，以免受伤。

（6）严禁使用强烈的消毒药物如碘酒等，不要用药膏抹擦鸡眼及胼胝，以免造成溃疡。

（7）禁用热水袋温热足部，不用电热毯或其他热源，避免暴晒于日光下，足冷时可多穿一双袜子。

（8）糖尿病患者早晚起床或晚睡前可穿拖鞋，平时不穿，最好不穿凉鞋。鞋要合脚，鞋尖宽大且够长，使脚在鞋内完全伸直，并可稍活动。鞋的透气性要好，以布鞋为佳，不穿高跟鞋。最好有两双鞋轮换穿用，保证鞋的干爽。袜子要穿吸水性好的毛袜或线袜，袜子要软、合脚，每日换洗，汗湿后及时更换。不要穿有松紧口的袜子，以免影响血液循环。不穿有洞或修补不平整的袜子，袜子尖部不要太紧。糖尿病患者应禁止吸烟。

（六）心理护理

糖尿病的慢性病程及疾病的治疗过程中，会给患者造成许多心理问题，如精神紧张、忧虑、发怒、恐惧、孤独、绝望、忧郁、沮丧等，而这些不良的心理问题使病情加重，甚至发生酮症酸中毒。相反，当消除紧张情绪时，血糖下降，胰岛素需要量也减少。因此糖尿病患者保持乐观稳定的情绪，对糖尿病的控制是有利的。护士应鼓励患者说出自己的感受，支持其恰当的应对行为。为了摆脱不良情绪的困扰，糖尿病患者可采用以下几种方法。

1. 加强健身运动

现代研究证实，人在运动之后，由于大脑血液供应的改善及血中电解质的不断置换，使人的精神状态趋向安逸、宁静，不良情绪得到发泄。运动引起舒畅心情的作用，是药物所达不到的。所以糖尿病患者在病情允许的情况下，在医师指导下，可根据自己的爱好去选择运动方式，如散步、慢跑、打太极拳、骑车、游泳等。每日一次，每次至少 30 分钟，以不感到明显疲劳为标准。

2. 观赏花草

许多研究表明，花香有益于健康，利于精神调节。糖尿病患者在心情烦闷时多到公园散步，多看看大自然的景色。若条件允许，也可自己栽培花卉以供观赏。

3. 欣赏音乐疗法

糖尿病的音乐保健必须根据患者不同的年龄、病情和情绪而有所选择。

4. 多接触自然光线

人的心态受着自然光线照射的影响，自然光线照射太少令人缺乏生气，照射充分令人充满朝气和信心。故居室要明亮，多采用自然光线。要多到野外、室外活动，多沐浴阳光，这样可使患者心情舒畅，有利于疾病的治疗。

5. 进行自我安慰法

当糖尿病患者因患病而感到烦恼时，可想一想遭受更多不幸的人们，或许会感到一些安慰，进而从“精神胜利法”中增添治疗和战胜疾病的信心。

6. 培养有益的兴趣与爱好

有益的兴趣与爱好可消除不良情绪，使人愉快乐观、豁达，遇事心平气和，有利于心身健康。糖尿病患者尤其是老年患者，可根据自己的爱好，听听京剧，欣赏音乐，练习书法、绘画，养鸟，培育花草，或散步、打太极拳等，生活增添了乐趣，精神上有了寄托，心情愉快，情绪稳定，有利于糖尿病的康复。

7. 外出旅游

旅游是调剂精神的最好办法，但糖尿病患者外出旅游必须注意以下几点。

（1）胰岛素必须随身携带。胰岛素有效时间通常在 24 小时以内，所以注射胰岛素的患者必须坚持每天定时注射，否则会产生严重的后果，即使是病情稳定的患者，1~2 天不注射，血糖也会上升。因此糖尿病患者外出旅游，应该随身携带足够的胰岛素。胰岛素是比较稳定的激素，在室温 25℃以下不会影响其性能，即使温度稍高影响也不太大。旅途中没有冰箱冷藏也没有关系，可放在随身携带的皮包或行李箱内。

（2）携带甜食以备低血糖。在旅游时必须把握饮食定时定量的原则。最好在平时进食时间的30分钟以前，就找好用餐场所。患者可随身携带面包、饼干等，以备错过吃饭时间时随时补充。吃饭时间不得已需要延迟时，以每延误1小时摄食20g食物为原则，如半个苹果、半根香蕉或6片全麦饼干等。还应随身准备巧克力或糖果等，以便在轻微低血糖时食用。另外，须根据活动量，随时补充些食物，以减少低血糖的发生。

（3）携带病历卡。患者外出旅游，最好随身携带病历卡、联络电话、目前所使用的药物及使用剂量，及“一旦意识障碍，请目击者即送医院急诊”的字条，以备一旦发生意外，可立即送往医院，及时得到救治。

（4）准备好舒适的鞋袜。旅游时比平时走路时间长得多，为防止足部的损伤，应准备适宜的鞋袜。为了确保途中不出问题，绝对不要穿新鞋上路，即使穿新鞋，也应在旅行前至少2周开始试穿。袜子最好买没有松紧带的袜子，以免阻碍下肢的血流。在旅途中，如有机会就把鞋袜脱掉，光着足抬高摆放，使足部血流通畅。

（七）密切观察病情，及时发现并处理并发症

密切观察患者有无酮症酸中毒的表现，如恶心、呕吐、疲乏、多尿、皮肤干燥或潮红，黏膜干燥、口渴、心动过速、嗜睡等。定时监测呼吸、血压、心率，准确记录出入量。如怀疑酮症酸中毒，立即通知医师，协助医师做好各项检查，定时留血、尿标本，送检血糖、尿糖、尿酮体、血电解质及二氧化碳结合力。嘱患者绝对卧床休息，注意保暖，使体内消耗能量达到最低水平，以减少脂肪、蛋白质分解。昏迷患者按照昏迷护理常规进行，定时翻身、拍背，预防压疮及继发感染，并保持口腔、皮肤、会阴的清洁卫生。及时准确执行医嘱，保证液体、胰岛素输入。

（八）接受手术的糖尿病患者护理

1. 术前及术中护理

糖尿病患者手术前的护理目标是，在进手术室之前尽量控制好血糖。1型糖尿病患者在择期手术前数天甚至数周即须住院调节血糖，以减少手术的危险性。有时会遇到1型糖尿病患者在血糖控制不好的情况下必须进行急诊手术，那么该努力将血糖、电解质、血气和血压等情况控制好，术中与术后需严密监

测患者的生命体征，做好实验室检查。2 型糖尿病患者在血糖控制好的情况下，其手术的危险性仅比没有糖尿病的手术患者稍大一些。手术尽量安排在清晨，使患者的饮食及胰岛素疗法中断时间尽量减少。

术前护士须协助医师做好各种实验室及其他辅助检查，包括空腹血糖及餐后血糖、尿糖及尿酮体检查，二氧化碳结合力，血中尿素氮，心电图及胸部 X 线等。

在手术日晨，患者须禁食一切食物、水、胰岛素、口服降糖药，长效降糖药物须在术前两天停药。手术前 1 小时要测血糖并告知医师，以确保患者在术中不会发生低血糖。如果患者血糖值低，应在麻醉诱导前给患者静脉滴注葡萄糖。手术开始之后，所有的措施须根据糖尿病的严重程度及手术范围大小而定，轻微糖尿病且接受小手术的患者，在回恢复室之前，通常不须胰岛素或静脉注射葡萄糖。假如患者接受的是大手术，或患者为中度甚至严重的糖尿病时，术中应给予患者葡萄糖静脉输入，同时给予正常剂量一半的胰岛素并严密监测血糖。

2. 手术后护理

术后的护理目标是稳定患者的生命体征，重建糖尿病控制，预防伤口感染，促进伤口愈合。护士应遵医嘱静脉输入 5%葡萄糖及胰岛素，直到患者能经口进食。患者能进食后，除一天正常的三餐外，还要依据血糖控制的情况，餐间加点心。每天查三次血糖值，留尿查尿糖及尿酮体。一旦血糖得到控制，应给予术前所规定的胰岛素种类及剂量。尽量避免导尿，防止膀胱感染。换药时严格无菌操作，以防伤口感染。

第七章

常见疾病中西医结合的护理

第一节　IgA 肾病（肾风）

IgA 肾病（IGA nephropathy，IGAN）又称 Berger 病，是指肾小球系膜区以 IgA 或 IgA 沉积为主，伴或不伴有其他免疫球蛋白在肾小球系膜区沉积的原发性肾小球病。IgA 肾病是肾小球源性血尿最常见的病因，是我国最常见的肾小球疾病，并成为终末期肾脏病重要的病因之一。

一、诊断

（一）西医

国际 IgA 肾病协作组 2009 年发表 IgA 肾病的牛津病理分类；2011 年中华医学会肾脏病学分会出版《临床诊疗指南·肾脏病学分册》；2012 年 KDIgO 发表肾小球肾炎临床实践指南。

（二）中医

中国中西医结合学会肾脏疾病专业委员会，参考已发表的 IgA 肾病中医辨证分型，组织专家设计新的 IgA 肾病辨证分型问卷调查表，然后采用科学的德尔菲法进行了两轮问卷调查。第一轮调查问卷 65 题，62 位中西医结合肾病专家回复了答卷。经过整理、分析确定了第二轮调查问卷的题目共 53 题，45 位肾病专家回复了答卷。将第二轮调查问卷的结果总结后，再经过专家的充分商议和修改，形成了现在的 IgA 肾病的中医辨证分型，并以中国中西医结合学会肾脏疾病专业委员会的名义推荐给中西医结合肾病工作者在临床和科研工作中应用。

二、分级与辨证分型

（一）西医

IgA 肾病 Lee 分级主要是针对 IgA 肾病的病情和症状进行分级，有利于对症下药。需要做肾穿刺检查才能确定分级。

Ⅰ级：此期的患者其肾小球绝大多数正常，偶尔轻度系膜增宽（节段）伴或不伴细胞增生，肾小管和肾间质则没有改变，这是 Lee 分级中最轻的一型。

Ⅱ级：此期的患者肾小球示局灶系膜增殖和硬化（小于 50%），有罕见小的新月体，肾小管和肾间质无损害。这一期相对于第一期来说病变较重，光镜下为局灶损害，病变影响了少数肾小球（局灶）及肾小球的部分小叶（节段）。

Ⅲ级：患者的肾小球呈弥漫性系膜增殖和增宽（偶尔局灶节段），偶见小新月体；肾小管和肾间质改变则呈现出局灶性肾间质水肿，偶见细胞浸润，罕见肾小管萎缩。细胞浸润就可导致炎症反应，此时如果不及时地加以制止，在炎症反应的过程中肾脏功能细胞会发生表型转化，并会释放出一系列致肾毒性因子。肾小球硬化的面积会增加，肾小管萎缩也会增多，还会出现肾间质肾血管纤维化。

Ⅳ级：肾小球病变呈重度弥漫性系膜增生和硬化，部分或全部肾小球硬化，可见新月体（小于 45%）。肾小管萎缩，肾间质浸润，偶见肾间质泡沫细胞。此分型中拿新月体为例：此型中新月体接近 50%，可以说患者如果不加以注意的话，很可能就会达到这个数字，而研究表明当新月体超过肾小球总数的 50%时，即为新月体肾炎（或新月体 IgA 肾病），它是国内除狼疮性肾炎之外最常见的Ⅱ型-免疫复合物性新月体肾炎，其严重程度不言而喻。

Ⅴ级：肾小球病变的性质类似Ⅳ级，但更严重，肾小球新月体形成大于 45%；肾小管和肾间质病变类似于Ⅳ级，但更严重。此期 IgA 肾病的病变是 IgA 肾病中最严重的，所以治疗起来也最困难，IgA 肾病治疗措施与Ⅳ级治疗无异，只是需要更严格的治疗方案，或许在治疗的时间上也会相对较长。

（二）中医

（1）气阴两虚证。主症：微量泡沫尿（24 小时尿蛋白定量小于 1.0g）或兼有少量异形红细胞尿。次症：腰酸、乏力，口干、目涩、手足心热，眼睑或足跗浮肿，夜尿多。舌脉象：脉细或兼微数，苔薄、舌红，舌体胖，舌边有齿痕。肾病理改变（可参考）：功能健全的肾单位数目减少和足细胞受损。

（2）脉络瘀阻证。主症：持续性镜下异形红细胞尿。次症：腰部刺痛，或久病（反复迁延不愈病程 1 年以上）；皮肤赤红缕，蟹爪纹路，肌肤甲错。舌脉象：脉涩，或舌有瘀点、瘀斑，或舌下脉络瘀滞。肾病理改变（可参考）：肾微小血管（血流）损伤的表现。

（3）风湿内扰证。主症：尿多泡沫（24 小时尿蛋白定量大于 1.0g）或兼有异形红细胞尿。次症：水肿，腰痛、困重，头身、肌肉、肢节酸楚，皮肤瘙痒，恶风。舌脉象：脉弦或弦细或沉，苔薄腻。肾病理改变（可参考）：肾固有细胞增生及炎细胞浸润，新月体形成，伴坏死。

三、治疗措施

（一）西医

IgA 肾病是肾脏免疫病理相同，但临床表现、病理改变和预后变异很大的原发性肾小球病，本病迄今为止尚无一种治疗方法能改变 IgA 在系膜区沉积，只能通过改变免疫反应及炎症状态来减少肾小球硬化，目的是保护肾功能，减慢病情进展。其治疗则根据不同的临床、病理综合给予合理治疗，按照临床分型治疗 IgA 肾病。

1. 孤立性镜下血尿型

无须特殊治疗，定期随访，一旦出现高血压、蛋白尿则需要治疗。

2. 反复发作肉眼血尿型

病灶清除如扁桃体切除，可根据蛋白尿的多少使用三联疗法［雷公藤多苷，大黄素，血管紧张素转换酶抑制剂（ACEI）联合血管紧张素Ⅱ受体拮抗剂（AIRB）］。

3. 无症状尿检异常型

治疗原则是抑制系膜病变，减少蛋白尿、血尿及延缓肾组织纤维化。三联疗法（雷公藤多苷，大黄素，ACEI/ARB）如下。

（1）雷公藤多苷能抑制免疫反应过程，促进主细胞病变的修复。

（2）大黄素能抑制系膜细胞增生，延缓肾小球硬化的进展。

（3）ACEI/ARB 能降低肾小球出球小动脉阻力从而减轻肾小球后负荷，减低肾小球球内压力。

4. 血管炎型

这是近年认识的一种特殊的 IgA 肾病，肾小球新月体形成伴或不伴毛细血管襻和内皮细胞增生。这一类型需要积极的免疫抑制治疗。

（1）霉酚酸酯（MMF）治疗方案。甲泼尼龙静脉滴注冲击治疗（每天 0.5g）3 天，继以泼尼松每天 0.6mg/kg，每 2 周每天减少 5~10mg，以后维持此剂量。MMF 以 0.5g、每天 2 次开始给药，依据血药浓度增加至每天 1.5~2.0g，连续用 6 个月，以每天 0.75~1g 剂量维持，总疗程 2 年。

（2）环磷酰胺（CTX）治疗方案。甲泼尼龙同 MMF 治疗方案。CTX 冲击 0.5~1.0g/m^2，每月 1 次，共 6 个月，以后每 3 个月 1 次。总剂量小于 8g。CTX 治疗结束后用硫唑嘌呤维持，总疗程 2 年。

5. 大量蛋白尿型

（1）微小病变合并 IgA 肾病时选用激素治疗。

（2）系膜区 IgA 沉积，病理上有较多球性废弃小管间质慢性化病变时用雷公藤联合 ACEVARB 能减少蛋白尿，患者要低蛋白质饮食。

6. 高血压型

控制血压在 125/75mmHg 以下；ACEI/ARB 能控制血压，还能有效减少蛋白尿，延缓肾功能进展，降压药首选 ACEI/ARB，如控制不佳可加用钙通道阻滞剂和利尿剂；血压控制理想的状态下仍有较多蛋白尿时，可加用雷公藤以减少尿蛋白。

（二）中医

（1）重视祛邪。由于长期以来，受到以正虚为纲的影响，在治疗 IgA 肾病过程中存在过于强调从补虚着手、重视脾肾的习惯思维。在临床过程中发现，邪实病因在慢性 IgA 肾病的发病中亦起很大作用，因而治疗中在补虚的基础上加重了祛邪的治疗，对于湿热、热毒、瘀血，应用利湿、清热解毒及活血化瘀之法，从而达到减少尿蛋白、保护肾功能的目的。慢性 IgA 肾病是一个较复杂的疾病，因此中药应用中应重视辨证论治，针对不同的临床表现、不同的病理类型而应用相应的方法，同时要注意辨证与辨病相结合。特别强调的是对于大量蛋白尿的患者使用解毒祛湿之蛇莓、白花蛇舌草、穿山龙、蒲公英、紫花地丁等中药，可减少蛋白尿的排泄。

（2）合理应用补药。IgA 肾病为本虚标实之证，多虚实夹杂，单独脾肾阳虚型很少见，多夹湿、夹瘀，因而有阳虚者不宜用大热之品，如肉桂、附子、鹿茸等辛温燥烈之补阳药，而宜用菟丝子、淫羊藿、鹿角霜、续断等温而不燥之药。另外慢性 IgA 肾病之血尿，亦多属气虚兼血瘀，治疗以益气养血、活血止血为宜，不可长期应用凉血止血之药，否则会导致气虚血瘀之证加剧，从而导致血尿难治。

四、护理措施

（一）护理评估

1. 病史

（1）起病与特点。询问疾病的起始时间和主要症状。

（2）检查与治疗经过。了解是否曾做过尿常规、肾功能、肾 B 超等检查，其结果如何；是否已经过治疗，并详细询问以往的用药情况。

（3）心理-社会状况。本病病程长，部分患者可出现焦虑、悲观等不良情绪，评估时应注意了解患者的心理反应和患者的社会支持状况。

2. 身体评估

（1）一般状况。患者的精神状态、营养状况、生命体征等。

（2）水肿。水肿的范围、特点以及有无胸腔、腹腔、心包积液等。

3. 辅助检查

（1）血液和尿液检查。

（2）肾活组织病理检查。

（二）日常护理

（1）IgA 肾病的患者一定要注意劳逸结合，因为劳累过度、剧烈运动会促使血尿增加，因此应该做到起居有节，注意卧床休息，适度锻炼身体，防止熬夜、过度疲劳及剧烈运动。

（2）IgA 肾病的患者要注意精神调养，凡患尿血的患者，均有不同程度的精神紧张、抑郁和悲观。因此，在日常生活中，要时时注意言行，慌张、高叫等都会增加患者的不安和恐惧心理，故精神调养显得尤为重要。尽可能减少对患者不良的精神刺激，保持心情舒畅，以利于疾病的康复。

（3）本病常因上呼吸道感染、扁桃体炎而使病情加重，故应预防感冒，如体质较差，容易感冒者，可适度锻炼身体，增加抵抗力，防止上呼吸道感染发生，并服用中药玉屏风散以益气固表。

（4）积极消除易感和诱发因素，如上呼吸道、皮肤、肠道、尿路感染，根治疮疖、真菌感染，对反复因扁桃体炎而诱发血尿发作者，可行扁桃体切除术，儿童包皮过长者宜适时环切。一旦出现炎症感染，应积极治疗。

（5）影响 IgA 肾病长期预后的因素很多，最常见于高龄男性起病者，或持续性血尿伴有大量蛋白尿者，或伴有严重高血压患者等，对此类情况，应严密观察，高度重视，并给予及时合理的防护措施，由此才可阻滞 IgA 肾病发展至肾功能衰竭的进程，达到治病防变的目的。

（6）除了上述的注意事项外，患者在饮食上也要注意，肾病患者在饮食上须保证“五低一高”原则：低盐（低钠）、低钾、低磷、优质低蛋白质及高维生素饮食。

（三）症状护理

1. 血尿

肾风病血尿可分肉眼血尿及镜下血尿。

（1）辨尿色、性状。肾风病血尿具有无凝血块、无血丝，一般无疼痛、全程血尿等临床特征，尿检红细胞形态为异形红细胞，要排除药物（如大黄、利福平、口服避孕药等）和女性月经污染所致的红色尿、假性血尿和外科范围的血尿。

（2）肾风病肉眼血尿，初发时可伴发热、咽痛等外感风热证候，或与乳蛾（扁桃体炎）急性发作同步出现，应注意观察咽部及体温情况。鼓励饮水，也可用金银花煎液漱口清洁口腔，或遵医嘱中药雾化治疗。

（3）肉眼血尿严重者须卧床休息，尚须监测血压、血液分析、评估出血量。

（4）镜下血尿病程多数较长，且症状隐匿。应定期检查尿液，观察尿红细胞量增减、反复与日常生活的相关性，如活动、睡眠、疲劳等，以及有无感染灶等影响。

（5）镜下血尿辨证多属于或兼有肾络瘀痹证，医嘱予丹参、三七总苷等养血活血、敛阴宁络治疗时，护理中应注意观察尿红细胞的增减，观察皮肤、口腔、牙龈有无出血等。

（6）日常应避风寒，防感染，动静相宜，以不疲劳为度。

2. 泡沫尿（蛋白尿）

（1）观察尿泡沫多少及消散时间。检测尿常规、24 小时尿蛋白定量及尿微量蛋白等。标本留取应正确、及时，避免尿液过度稀释或浓缩，防止标本污染或变性。

（2）注意观察发热、剧烈运动，以及体位改变等因素对患者泡沫尿（蛋白尿）的影响。

（3）少许泡沫尿多属肾气阴两虚证，医嘱常予补肾气、益肾阴等中药，应观察有无外感、伤食、气滞、湿困等征象，以防补益药滋腻助邪。而泡沫尿持续明显增多是风湿扰肾证的表现，常用祛风除湿中药，护理需重点观察药物毒副反应。

（4）饮食上注意优质蛋白质的摄入，并观察蛋白质摄入与尿蛋白定量的相关性。

（5）重视防止六淫邪气的侵袭，尤其是使用激素及免疫抑制剂的患者，亦可根据医嘱予玉屏风散内服，或温灸足三里、气海穴以补益正气，强肾固本。

3. 水肿

（1）及时评估水肿程度，监测体重、腹围、出入量等。重症水肿宜卧床休息，记录 24 小时出入量，重点观察血压、心率、呼吸及肾功能等变化。

（2）保持皮肤清洁、干燥，定时翻身，防止皮肤破损、感染发生。头面眼睑水肿者应将枕头垫高；下肢水肿明显可抬高足部；阴囊水肿可用阴囊托托起。严重胸水、腹水时宜取半坐卧位。

（3）使用攻下逐水剂或利尿剂时，应重视血压监测、观察尿量，及大便的次数和量，防止有效血容量减少导致的休克及电解质紊乱。

（4）肾风水肿呈“三高一低”肾病综合征表现者，蛋白质摄入宜按 1.45×P+每天 1.0g/kg（P 代表 24 小时尿蛋白排出量）计算。优质蛋白质占 50%以上。

（5）可根据水肿程度，予无盐或低盐饮食。出入量保持适当平衡。

（6）遵医嘱选择荞麦包外敷、中药药浴、中药熏蒸、中药泡洗等特色疗法，改善局部或全身性水肿。

4. 头晕、血压增高

（1）头晕、脉弦、血压增高是肝风内扰的表现，但早期症状隐匿，应加强巡视、监测血压。眩晕发生时，尽量使患者卧床休息。若出现头痛剧烈，呕吐、脉弦滑数、血压明显升高、视物模糊，应立即报告医师，做好抢救准备。

（2）肾风病患者易出现郁怒、躁动等肝阳亢盛现象，应避免言语、行为、环境因素等不良刺激。应用降压药物时，还应重点观察服药后的血压动态变化及对肾功能的影响。

（3）饮食宜清淡，少食肥甘厚味，用盐量遵医嘱。

（4）取神门、肝、降压沟、心、交感等穴位耳穴贴压（耳穴埋豆）改善睡眠，降低血压。也可取风池、百会、太阳等穴位，按摩 5~10 分钟，缓解头晕头痛症状。

5. 尿量异常（少尿、无尿、多尿、夜尿）

（1）对少尿、无尿患者必须关注舌象、脉象、血压、心率、呼吸、神志、24 小时出入量等变化，尤其重视有无高钾、高血容量、酸中毒及其对心肺功能的影响。

（2）少尿、无尿是急进、危重的风湿扰肾证候，应根据医嘱做好祛风湿、利尿、逐水药物的临床用药护理。

（3）出现水气凌心射肺危象时，应帮助患者取半坐卧位，吸氧，并做好各种抢救准备。

（4）对多尿、夜尿患者应观察尿量、尿比重、尿渗透压、排尿次数等。

（5）多尿、夜尿是肾气（阳）虚弱、下元不固、摄纳无权所致，应注意休息，适度运动，如打太极拳等，可增强体质，固护肾气。

（6）温灸肾俞、关元、足三里与命门、气海、三阴交两组穴位，交替、间歇应用，能益肾气、补精气，改善多尿、夜尿症状。

6. 腰痛、腰酸

（1）对肾风病有腰痛主诉者，应详细询问病史，并观察疼痛性质、部位、伴发症状，注意区别肾外因素导致的腰痛。

（2）耳穴贴压（耳穴埋豆）：取肾、腰骶穴，用王不留行籽附在耳穴部位，定时按压刺激，每次 1~3 分钟。

（3）艾条温和灸：选择肾俞、气海俞、关元等穴位，予艾条温和灸，每穴灸 15 分钟。

（4）行肾穿刺患者术后往往有腰酸胀痛情况，应注意观察尿色、尿量及血压等。一般术后 3 天内避免在腰部行各项物理治疗。

五、健康教育

（一）生活起居

（1）保持病室静谧清爽，起居有时，避风寒，防感冒。

（2）保持口腔、皮肤、会阴清洁，防止感染。

（3）避免肾损害加重因素，如扁桃体症状明显且反复发作者，可于急性炎症控制后择期手术摘除；慎用肾损害药物等。

（4）适当运动有利于增强体质，如打太极拳等。

（5）指导患者进行中医特色的自我保健方法，如按摩足三里、肾俞穴等，补益肾气。

（二）饮食指导

（1）肾气阴两虚证。宜食益气养阴之物。忌辛辣、生冷、油腻之品。可选用莲子、红枣、山药、木耳等食物。

（2）肾络瘀痹证。宜选用活血散结、补气行气的食物，可选用山楂、香菇、大蒜、葱、姜等。

（3）风湿内扰证。以祛风除湿为主，少食肥甘厚味，忌过饱。可选用薏苡仁、冬瓜、茯苓、丝瓜、苦瓜等。肾风病出现肝风内扰时，更应重视低盐饮食。饮食中也可适当补充增强机体免疫力的食物。

（4）针对肾风病（慢性肾脏病 3 期以上）患者，宜选择优质低蛋白质饮食，如鱼、肉、蛋、奶等。

（三）情志调理

（1）顺情从欲。本病病程长，病情易反复，患者抑郁善忧，情绪不宁，护士应积极疏导患者的不良情绪，以化郁为畅，疏泄情志。

（2）说理开导。使用激素、免疫抑制剂的患者担心副作用，心理压力大，护士应多与患者沟通，了解患者心理状况，做好针对性解释工作，给予心理支持。

（3）自我放松。鼓励患者采用一些自我放松的方法，如听音乐、做放松操等，达到怡养心神、舒畅情志的效果。

（4）分心移情。生活中培养自己的兴趣爱好，鼓励患者参与力所能及的家务和社会活动，如种花植草、烹饪、下棋等。

（四）病情监测

（1）要观察水肿的程度、部位、皮肤情况。

（2）要观察水肿的伴随症状，如倦怠、乏力、高血压、食欲减退、恶心呕吐，早晚测血压 1 次，观察记录 24 小时尿量、呕吐量及出液量，根据总出量计算补液量及合理使用利尿剂。

（3）要观察尿量、颜色、饮水量的变化，维持水电解质平衡，经常监测尿镜检或尿沉渣。

（五）用药护理

严格按医嘱服药，避免应用对肾脏有损害的药物，如庆大霉素、丁胺卡那等。已服用激素者，应根据具体情况在医师指导下递减激素用量与次数，切不可随意停药。肾病自然病程通常需 1 年或更长时间，应坚持服药和复查。

（六）积极预防

（1）适当休息，避免剧烈运动。但病情稳定时，适当的锻炼是必要的。

（2）增加抗病能力，避免受凉，减少感染的机会，一旦出现各种感染，应及时应用强有力的抗生素以及早控制感染，反复扁桃体炎患者可行切除治疗。

六、出院指导

（1）保持心情愉快，保证充足的休息和睡眠，适当进行锻炼，如练气功、打太极拳等。

（2）积极预防上呼吸道感染，保持皮肤及会阴部清洁，坚持药物及饮食治疗，不可随意中断。

（3）药物治疗要在医生的指导下进行，避免应用对肾脏有毒性的药物，如庆大霉素、卡那霉素等。应定期复查，如再次出现血尿、水肿、少尿应立即来院就诊。

（4）劳逸结合。因劳累过度，剧烈运动，常可使血尿增加，故应做到起居有节，注意卧床休息，适度锻炼身体，防止熬夜、过度疲劳及剧烈运动。

（5）防治炎性疾病，积极消除易感和诱发因素，如上呼吸道、皮肤、肠道、尿路感染，根治疮疖、真菌感染，对反复因扁桃体炎而诱发血尿发作者，可行扁桃体切除术，儿童包皮过长者宜适时环切。一旦出现炎症感染，应积极治疗。

（6）预防外感。本病常因上呼吸道感染、扁桃体炎而使病情加重，故应预防感冒，如体质较差，容易感冒者，可适度锻炼身体，增加抵抗力，防止上呼吸道感染发生，并服用中药玉屏风散以益气固表。

第二节　肾、输尿管结石（石淋）

肾、输尿管结石，又称为上尿路结石，多发生于中壮年，男、女比例为3～9：1，左右侧发病相似，双侧结石占10%。肾、输尿管结石的主要症状是绞痛和血尿，常见并发症是梗阻和感染。通过病史、体检、必要的X线和化验检查，多数病例可确诊。肾、输尿管结石治疗目的不仅是解除病痛，保护肾脏功能，而且应尽可能找到并解除病因，防止结石复发。

一、诊断

（一）西医

参照普通高等教育“十五”国家规划教材《外科学》（第6版）的诊断标准进行诊断。

（1）发作时腰腹绞痛，痛及前阴，面色苍白，冷汗，恶心呕吐。可伴有发热恶寒，小便涩痛频急，或有排尿中断现象。

（2）肉眼可见血尿，或小便有砂石排出。

（3）尿常规检查有红细胞。

（4）肾系B超检查，或X线腹部平片、肾盂造影等可明确结石部位。必要时做膀胱镜逆行造影。

（二）中医

参照全国高等中医药院校教材《中医外科学》（2002年版，赵尚华主编）的诊断标准进行诊断。

（1）主要症状：发作时腰腹绞痛，小便涩痛频急、排尿中断、血尿。

（2）次要症状：面色苍白，冷汗，恶心呕吐，发热恶寒等。

二、分类与辨证分型

（一）西医

尿路结石分上尿路结石和下尿路结石。尿路结石的症状也因结石的位置不同而有所差异。

（1）上尿路结石，如肾结石和输尿管结石常表现为腰部或腹部疼痛。轻则感到腰部酸胀或不适，重则呈严重的刀割样疼痛，这种疼痛似乎极少有人能够忍受，医生称之为肾绞痛。常突然发作，疼痛常向下腹部、腹股沟、股内侧放射，女性则放射至阴唇部位。绞痛发作时，患者常表情痛苦异常，双手紧压腹部和腰部，蜷曲在床，甚至在床上翻滚，呻吟不已，大汗淋漓。发作常持续数小时，但亦可数分钟即自行缓解。同时多伴恶心、呕吐和血尿，有时自排尿开始到结束都能看见肉眼血尿，尿液呈鲜红色、茶叶水色或洗肉水色，但多数血尿只能在显微镜下发现。

（2）下尿路结石，包括膀胱结石、尿道结石。它们的症状各不相同。

（二）中医

（1）下焦湿热证：腰腹绞痛，小便涩痛，尿中带血，或排尿中断，解时刺痛难忍，大便干结。舌苔黄腻。脉弦或数。

（2）下焦瘀滞证：腰痛发胀，小腹刺痛，尿中夹血块或尿色暗红，解时不畅。舌质紫暗或有瘀斑，脉细涩。

（3）肾气亏虚证：腰腹隐痛，排尿无力，小腹坠胀，神倦乏力，甚则颜面虚浮。

（4）肾阴亏虚证：头晕目眩，耳鸣，心烦咽燥，腰酸膝软。舌红苔少，脉细数。

三、治疗措施

（一）西医

1. 非手术治疗

（1）一般治疗。大量饮水，每天 2 000mL，不能饮水或有呕吐者宜静脉输液，同时配合止痛解痉药物或其他治疗如针灸和中药治疗，帮助结石排出。

（2）排石治疗。根据输尿管结石的大小、部位，有无尿路感染和尿路解剖学上的特点选择疗法。位于输尿管下段、直径小于 0.4cm 的结石，即使无特殊治疗也有 90%以上能自行排出，4.0～5.9mm 大小的结石有 50%以上可自行排出，大于 6mm 的结石仅 20%可排出。治疗 6 个月以上时，结石未能排出，应注意检查肾功能，了解尿路有无感染，有无形成梗阻等，以便决定继续观察或采取积极的外科治疗。

（3）体外冲击波碎石术（ESWL）。随着 ESWL 临床经验的不断积累和碎石机的改进，输尿管结石 ESWL 适应证不断扩大。结石远段输尿管无梗阻，不影响碎石后排石均为 ESWL 治疗的适应证。

2. 手术治疗

结石确诊已久，经试用各种非手术方法无效者宜及早考虑手术，尤其结石以上明显有积水者应优先考虑。

（1）输尿管镜治疗。一般来说，输尿管结石不论在输尿管的任何部位都可以采用输尿管镜取石手术。但目前认为以治疗中下段结石为佳，在输尿管镜下超声碎石、液电碎石、激光碎石、气压弹道碎石及电子动能碎石。前两种方法因对组织损伤大已基本放弃，常用激光碎石。

（2）输尿管切开取石术。输尿管切开取石术的优点是手术小，可将结石完整取出，甚至1次手术同时取出双侧的输尿管结石。切开取石手术的适应证为：输尿管镜术时穿破输尿管或造成输尿管狭窄；输尿管憩室并发结石；结石直径大于1.0cm或结石表面粗糙呈多角形者；结石嵌顿过久，输尿管发生严重梗阻及上尿路感染；非手术治疗无效。

（二）中医

1. 辨证选择中药汤剂

（1）下焦湿热证。治法为清热利湿，通淋排石。汤药选用八正散加减。

（2）下焦瘀滞证。治法为行气化瘀，排石通淋。汤药选用沉香散合血府逐瘀汤加减。

（3）肾气亏虚证。治法为补肾健脾，温阳溶石。汤药选用济生肾气丸加减。

（4）肾阴亏虚证。治法为滋阴补肾，通淋排石。汤药选用知柏地黄汤合石韦散加减。

2. 穴位注射

疼痛剧烈时可予山莨菪碱注射液5mg足三里注射缓解疼痛。

四、护理措施

（一）护理评估

（1）评估患者疼痛情况，了解腰腹部疼痛的性质、位置和放射的部位。

（2）询问患者是否有血尿，体力活动后是否血尿加重。

（3）其他症状。尿路感染常是儿童结石就诊的一个重要原因。

（4）健康史。仔细询问患者是否有代谢性疾病痛风、原发性甲状旁腺功能亢进、慢性泌尿系感染、病理性骨折以及排石史等；生活、工作是否在高温环境；饮食习惯如每天饮水量，食物中糖、粗纤维比例及含量是否超过人体每天需要量；家族成员中是否有患尿石症者，如胱氨酸尿症和原发性高草酸尿症都是常染色体隐性遗传病。

（5）了解辅助检查情况。①腹部 X 线平片。②B 超检查。③静脉肾盂造影。④CT 检查。⑤尿液常规检查。

（6）心理社会评估。了解患者及家属对疾病的认识与期望值，以便针对性进行疏导。

（二）一般护理

（1）每天饮水量 2 000～3 000mL，少食高嘌呤、高动物蛋白质、高草酸、高糖、少纤维素饮食，如马铃薯、菠菜、甜菜、动物内脏、豆类、巧克力、浓茶、咖啡、腌制品等，应注意饮水均衡，睡前饮水 250mL 可稀释尿液。

（2）及时治疗疾病，如甲状旁腺功能亢进、库欣综合征等及肠瘘或短路手术后、慢性腹泻、维生素 K 缺乏等。

（3）及时治疗尿路感染、梗阻等疾患，尿道内不要存留异物。

（三）术前护理

1. 术前常规准备及注意事项

（1）备皮。将手术区域及会阴部皮肤的毛剃掉，并清洗干净，其目的是去除手术区的毛发和污垢，使消毒皮肤的药物能充分发挥作用，以减少伤口感染。

（2）洗澡。术前一天备皮后洗澡，清洁皮肤，减少不适感。

（3）禁饮食。手术前晚进食流质饮食，术前 12 小时禁饮食，目的是防止因麻醉引起呕吐，呕吐物误吸入气管导致窒息，同时减少术后胃肠胀气，有利于伤口愈合。

（4）患者术晨排空膀胱，更换清洁衣裤（脱掉内衣、内裤、袜子）。如有活动假牙，应摘下妥善保存，手表、发夹、耳饰、项链等也应摘下，贵重物品交家属保存。

（5）训练有效咳嗽的方法。嘱患者双手捂住腹部，先深吸一口气，然后用力咳嗽，从胸部向外咳而非喉咙处，每次练习 5~10 次，每天 2~3 次。

（6）训练卧床大便。如手术较大，术后不能下床，应练习卧床排便，以免手术后不能下床引起排便困难。

2. 讲解麻醉的目的、方式及注意事项

麻醉目的是清除术中疼痛，减少痛苦，使全身肌肉放松，为手术创造良好的条件，使手术顺利进行，一般采用全麻或硬膜外麻醉。

3. 练习正确的翻身方法

术后 6 小时可在床上翻身，翻身时动作要轻，缓慢将身体转向另侧，携带引流管的患者应先夹闭引流管，置于对侧，再翻身，固定好，同时注意保持引流管通畅，勿打折或牵拉，防止引流管滑脱。

4. 训练有效咳痰的方法

嘱患者双手捂住腹部，先深吸一口气，然后用力咳嗽，从胸部向外咳而非喉咙处，每次练习 5~10 次，每天 2~3 次。

5. 心理护理

向患者耐心解释有关手术和麻醉的情况及先进的医疗设备和技术，减轻其顾虑。同时鼓励患者把自己的一些想法、看法和顾虑告诉主管护士，以便能及时缓解其紧张情绪。另外，还应向患者介绍以下方法，缓解紧张情绪，从而顺利施行手术。

（1）与同病室的患者多聊天，也可与同种病已经恢复的患者聊天，听病友介绍经验。

（2）制订一个作息时间表，尽量安排得满一些，转移自己的注意力，同时还可听听轻松的音乐，多看杂志等，都可分散注意力，缓解紧张情绪。

（3）如果还感到紧张，可做放松运动。平卧或坐在椅子上，然后闭上双眼，深吸气，先握拳，同时全身放松，反复做几次，再屈肘，伸直，同时全身放松，反复做几次。每天练习 20~30 分钟，每天 1~2 次。

（四）术后护理

1. 麻醉后注意事项

硬膜外麻醉后去枕平卧6小时，因麻醉后血压易受影响，应注意血压、脉搏、呼吸变化，血压平稳后可改半卧位。全麻术后去枕平卧6~8小时，头偏向一侧，也可取侧卧位，防止因麻醉导致呕吐，误吸呕吐物引起窒息。严密观察血压、脉搏、呼吸变化直至患者完全清醒，循环、呼吸稳定。若患者出现寒战，可加盖毛毯或50℃以下的热水袋。

2. 饮食原则及种类

排气后方可进食，应先食流质、半流质食物，然后过渡到普食，饮食以清淡、高蛋白质、高维生素、易消化食物为宜，并结合结石成分调理饮食。

（1）尿酸结石患者应吃低嘌呤饮食，如鸡蛋、牛奶，应多吃水果和蔬菜，以碱化尿液。禁食动物肝、脑、肾、内脏，肉类、蟹、菜花、菠菜、豆类、芦笋、香菇等也要尽量少吃。

（2）胱氨酸结石患者应限制含蛋氨酸较多的食物，如肉类、蛋类及乳类食品。

（3）草酸钙结石患者应食低草酸、低钙的食物，如尽量少食菠菜、海带、香菇、虾皮等食物。

（4）磷酸钙和磷酸镁铵结石患者应食低钙低磷饮食，少食豆类、奶类、蛋黄等食物。

3. 术后活动的方法及意义

术后平卧6小时后，可于床上翻身，做下肢活动，向患者介绍术后早活动的优点，使其积极主动配合。术后早翻身活动可促进咳痰，防止发生坠积性肺炎；做下肢活动可预防深静脉血栓形成。术后第1天可取半坐卧位，半坐卧位可增加肺通气量，降低腹部张力，减轻伤口疼痛，还有利于伤口引流，使感染局限于盆腔。术后第2天，床边坐，床边站。术后第3天，床边活动，室内活动100米。术后第4天，室内及楼道活动100~200米。术后第5天，楼道活动300米。

4. 引流管的护理方法及指导

（1）伤口引流管。用于观察伤口出血情况，每天记录引流量，防止引流管被牵拉、打折。留置双 J 管患者不可剧烈活动，避免下蹲的动作，以免双 J 管移位出现血尿及膀胱刺激征，观察患者体温及肾区疼痛情况，如体温正常、肾区无胀痛说明引流通畅。

（2）尿管。用于尿液引流，注意尿液的颜色、性状及量，若发现异常，应及时通知医师。每天用 0.2%碘伏消毒尿道口，并更换引流袋，以防逆行感染。活动时应将引流管固定好，并要低于膀胱水平。要定时挤捏尿管，防止小血块或碎石堵塞尿管，发现引流不畅，挤捏无效时可用生理盐水缓慢冲洗或报告医生。留置尿管期间鼓励患者多饮水，以冲洗尿路，减少感染的发生。

5. 术后腹胀的原因及护理指导

术后由于伤口较大，患者怕疼不敢活动，加上麻醉原因造成肠蠕动减慢，肠道内细菌作用产生大量气体，容易引起腹胀。

（1）向患者讲解腹胀的原因及术后早活动的意义，肛门排气后指导患者进食流质饮食，忌食甜食及豆类，可食用米粥、蛋汤、肉汤、鱼汤等。

（2）术后 6 小时后协助患者半卧位，术后第 1 天协助患者翻身活动，并根据患者情况制订活动计划，循序渐进。

（3）腹胀时，协助患者取舒适卧位，可轻揉腹部，按摩足三里、合谷穴，必要时肛管排气。

（五）症状护理

1. 疼痛

（1）观察疼痛的持续时间、部位、程度、性质及伴随症状。

（2）向患者解释疼痛与活动的关系，减少剧烈活动，鼓励患者多饮水，利于结石的排出。

（3）教会患者非药物性缓解疼痛的方法，如分散注意力和放松方法。

（4）遵医嘱给予解痉和止痛药物，病情较重者遵医嘱输液治疗。

（5）肾绞痛发作时，可局部热敷肾区，缓解疼痛。

（6）肾绞痛剧烈者，可遵医嘱艾灸止痛，常选用的穴位有肾俞、三阴交、足三里等，有止痛、促排石的作用。

（7）遵医嘱给予中药灌肠，选用生大黄等中药保留灌肠，可缓解结石疼痛。

2. 血尿

（1）发生血尿时，应卧床休息，避免剧烈运动，观察患者血压、脉搏、神志变化，防止发生虚脱。

（2）患者虚脱时，立即取平卧位或头低位，迅速遵医嘱补液。

（3）向患者解释发生血尿的原因，安慰患者，消除紧张、忧郁情绪，鼓励患者多饮水，防止尿中盐类结晶的形成。

（4）中药汤剂宜温服，服药后嘱患者做跳跃运动，利于结石的排出。

（5）穴位按摩，点按中极、关元、大横、腹结穴约 60～80 次，以酸胀为宜，用拇指指腹顺时针按摩肾俞穴，以酸胀为宜。

3. 恶心、呕吐

（1）观察患者呕吐的次数、量及呕吐物的性状，皮肤弹性，尿量，尿比重，血液浓缩程度，血清电解质及血气分析结果等。

（2）饮食宜清淡、低盐，忌食辛辣、油腻、刺激之品，戒除咖啡、浓茶、烟酒等。

（3）鼓励患者多饮水，适量运动，利于结石排出。

（4）呕吐严重者，立即通知医师，遵医嘱给予解痉、止吐药物，必要时遵医嘱补液治疗。

（5）患者恶心时可配合穴位按摩，如合谷、内关、足三里等。

（6）可遵医嘱耳穴贴压，常选用的穴位有：神门、胃、交感为主穴，肝、脾为配穴。

（7）膀胱刺激征。

1）观察患者排尿反应，有无尿频、尿急、尿痛，有无砂石排除，有无排尿突然中断。

2）遵医嘱给予中药汤剂口服，也可以给予金钱草、车前草煮水代茶饮，以清热利湿，通利小便。

3）按摩小腹部，解除肌肉紧张，利于尿液排出，也可点按肾俞、膀胱俞、阳陵泉等穴位，以酸胀为宜。

4）遵医嘱给予耳穴贴压，可选用神门、皮质下、肾、输尿管等穴位。

五、健康教育

（一）生活起居

（1）注意饮食及个人卫生，勤换内裤，不喝生水，少食咸菜、火锅及腌制食物。

（2）保持心情愉悦，每天进行适量体育锻炼，建立健康的生活方式。

（3）鼓励患者多饮水，每天饮水量在 2 000mL 以上，稀释尿液，防止结石再次形成。

（二）饮食指导

（1）气血瘀滞证。宜选用行气功能的食物，如白萝卜、生姜、桂皮等；桃仁、油菜、黑大豆具有活血化瘀作用。忌食甘薯、栗子、豆子等易胀气的食物及肥肉、油炸食物。

（2）湿热蕴结证。饮食宜清淡，选用清热利湿的食物，如苦瓜、冬瓜、空心菜等，鼓励患者多饮水，可选用金钱草、玉米须煮水代茶饮，以清热利湿。

（3）肾气不足证。宜选用温补的食物，如山药、龙眼、牛羊肉、猪瘦肉、动物肝脏等，忌食辛辣、刺激食物。

（三）情志调理

（1）护士多与患者沟通，了解其心理状态，指导其保持乐观情绪。

（2）鼓励病友间多沟通交流疾病防治经验，提高认识，增强治疗信心。

六、出院指导

（1）3 个月内患者术后避免重体力劳动及剧烈运动，避免过度劳累，注意劳逸结合。术后输尿管内放置双 J 管作支架引流，以免血块或碎石颗粒聚集堵塞输尿管。置管期间不可剧烈活动及突然下蹲，防止双 J 管滑脱或移位，嘱其术后 1 个月复查，根据结石排出情况拔除双 J 管。带管期间若出现血尿，多饮水即可消失，出血多时应及时就诊。

（2）养成多饮水的习惯，每天饮水量 2 000~3 000mL，以稀释尿液，减少尿中晶体产生，根据结石成分调节饮食。饮食指导是预防结石复发经济、安全、有效的方法，应向患者介绍饮食的重要性及优点，使患者主动参与预防，改变不良健康行为，最大限度防止结石复发。

（3）如有腰痛、发热、血尿现象应及时就诊，如无上述不适症状也应半年复查 1 次，以便及早发现结石，及时处理。

（4）多与家人、朋友聊天，参加集体活动，避免生气，保持心情舒畅。

第三节　慢性前列腺炎（精浊病）

前列腺炎是由于细菌、病毒等病原微生物侵犯前列腺组织或其他的非感染因素对前列腺产生刺激作用，从而引发局部组织的炎性反应。临床出现以前列腺区域局部的疼痛、坠胀或不适等，以及排尿的异常，尿道口流白等症状为特征的临床症状群。慢性前列腺炎是青壮年男性常见临床病症，近半数男性在其一生中的某个时段都会受到前列腺炎症状的影响。国外报道前列腺炎综合征发病率约为 2.3%~6.3%；而我国 15~60 岁男性，前列腺炎综合征发病率可高达 8.4%。慢性前列腺炎治愈率低，复发率高，主要原因是其发病原因和发病机制还不明确。慢性前列腺炎不仅引起患者躯体的诸多不适，而且在心理上造成重大危害，对患者的生活质量造成严重影响。因此，大多数学者认为前列腺炎是心身疾病。

一、诊断

（一）西医

参照 1995 年美国国家卫生研究院关于慢性前列腺炎症状评分标准，诊断主要依靠详细询问病史、全面体格检查，包括直肠指检、尿液和前列腺按摩液常规检查及细菌培养结果进行诊断及分型。以患者临床表现为诊断的起点，Ⅰ型为急性病程，多具有典型临床表现；Ⅱ型和Ⅲ型为慢性病程。

（二）中医

中医古籍中无“前列腺炎”病名的记载，但西医学中前列腺炎所表现的临床症状应归属于中医“白淫”“精浊”“淋浊”等范畴，为中医男科常见病症之一。

中医证型的诊断标准：具备主症 1 项、次症 2 项和舌脉者，即辨证成立。临床科研时可以进行量化诊断：根据主症 1 项计 2 分，次症、舌脉一项计 1 分的原则，累计得分≥5 分辨证成立。

二、分型及辨证分型

（一）西医分型

目前，前列腺炎未有公认的分类标准，应用广泛的是 1995 年美国国立卫生研究院对慢性前列腺炎提出的分类方法，将前列腺炎分为 4 种类型。

Ⅰ型：一急性细菌性前列腺炎。起病急，可表现为突发的发热性疾病，伴有持续和明显的下尿路感染症状，尿液中白细胞数量升高，血液或（和）尿液中的细菌培养阳性。

Ⅱ型：慢性细菌性前列腺炎约占慢性前列腺炎的 5%～8%。有反复发作的下尿路感染症状，持续时间超过 3 个月，EPS/精液/VB3 中白细胞数量升高，细菌培养结果阳性。

Ⅲ型：慢性非细菌性前列腺炎/慢性骨盆疼痛综合征，ⅢA（炎症性 CPPS）和ⅢB（非炎症性 CPPS）2 种亚型。Ⅲ型是最常见的类型，约占慢性前列腺炎的 90%以上。主要表现为长期、反复的骨盆区域疼痛或不适，持续时间超过 3 个月，可伴有不同程度的排尿症状和性功能障碍，严重影响患者的生活质量；EPS/精液/VB3 细菌培养结果阴性。

Ⅳ型：无症状的炎症性前列腺炎。无主观症状，仅在有关前列腺方面的检查（EPS、精液、前列腺组织活检及前列腺切除标本的病理检查等）时发现炎症证据。

以上分类中的Ⅰ型和Ⅱ型前列腺炎，即急性和慢性细菌性前列腺炎是定位于前列腺的感染性疾病，病因、病理、临床表现及转归明确，应看作独立的疾病。

（二）中医辨证分型

（1）湿热下注证。小便灼热涩痛，尿频尿急。尿黄短赤、尿后滴沥，小便白浊，阴囊潮湿，心烦口干，口臭脘痞。舌苔黄腻，脉滑实或弦数。

（2）气滞血瘀证。会阴部，或外生殖器区，或下腹部，或耻骨上区，或腰骶及肛周疼痛，以上部位坠胀。尿后滴沥，尿刺痛，小便淋漓不畅。舌质黯或有瘀点、瘀斑，脉弦或涩。

（3）肝气郁结证。会阴部，或外生殖器区，或下腹部，或耻骨上区，或腰骶及肛周坠胀不适，以上部位似痛非痛，精神抑郁。小便淋漓不畅，胸闷善太息，性情急躁焦虑，疑病恐病。舌淡红，脉弦。

（4）肾阳亏虚证。畏寒怕冷，腰膝软或痛。尿后滴沥，精神萎靡，阳痿或性欲低下。舌淡苔薄白，脉沉迟或无力。

三、治疗措施

前列腺炎应采取综合及个体化治疗。

（一）西医

Ⅰ型：主要是广谱抗生素、对症治疗和支持治疗。伴尿潴留者可采用细管导尿或耻骨上膀胱穿刺造瘘引流尿液，伴前列腺脓肿者可采取外科引流。

Ⅱ型：推荐以口服抗生素为主，选择敏感药物，疗程为4~6周，其间应对患者进行阶段性的疗效评价。疗效不满意者，可改用其他敏感抗生素。推荐使用α受体阻滞剂改善排尿症状和疼痛，使用植物制剂、非甾体抗炎镇痛药和M受体阻滞剂等改善症状。

ⅢA型：可先口服抗生素2~4周，然后根据其疗效反馈决定是否继续抗生素治疗。推荐使用α受体阻滞剂、植物制剂、非甾体抗炎镇痛药和M受体阻滞剂等改善排尿症状和疼痛。

ⅢB型：推荐使用α受体阻滞剂、植物制剂、非甾体抗炎镇痛药和M受体阻滞剂等药物治疗。

Ⅳ型：一般无须治疗。

（二）中医

中药保留灌肠、栓剂塞肛、针灸治疗、前列腺按摩及生物反馈等物理疗法、心理治疗。

四、护理措施

（一）护理评估

1. 健康史

（1）个人史。①年龄、职业。重点关注 50 岁以上的男性，高龄是前列腺炎样症状的危险因素；评估是否有久坐，即一天端坐时间达 8 小时以上或（和）一天中至少有 2 次持续端坐时间达 2 小时以上，每月类似上述情况达 20 天以上，持续时间达 3 个月以上。②生活习惯，喜嗜辛辣、甜食，每周 3~4 次；长时间骑车、憋尿；是否有吸烟及饮酒史。③冶游史。

（2）家族史。家族成员中是否有前列腺疾病史、肿瘤史等。

（3）既往史。是否曾经罹患病原体感染、排尿功能障碍、免疫反应异常、盆腔疾病等，是否曾受神经内分泌因素、精神心理因素、氧化应激的影响。

2. 心理社会因素

（1）患者及家属对疾病的认知程度，评估患者的心理状态，是否有焦虑、失落孤独、自卑、自责等消极悲观心理。

（2）病程超过 6 个月的患者重点关注，这些患者有共同的特点：有强烈的求治欲望和自责感；总是纠缠于某些症状或检验报告结果；经过多种或多方诊治但效果不佳。

3. 身体状况

（1）评估是否出现代谢综合征加重前列腺炎症状。代谢综合征包括中心性肥胖、血脂异常、高血压、胰岛素抵抗及代偿性高胰岛素血症和糖耐量异常等多种代谢异常。

（2）评估患者是否有排尿功能失调，排尿困难的程度，有无血尿及膀胱刺激症状等。

（3）了解患者是否伴有前列腺外周带静脉丛扩张、痔和精索静脉曲张等，或存在久坐、不适当的性活动等引起的慢性盆腔充血。

（二）一般护理

1. 房间环境

病室要温湿度适宜，安静舒适，干净整洁，私密性好。

2. 生活起居

（1）起居有常，规律作息，勿熬夜，保证充分休息。

（2）根据气候增减衣物，注意保暖特别是会阴部避免着凉，石凳、台阶等勿久坐。

（3）房事有节，勿纵欲过度，保持会阴部清洁。

（4）不憋尿，憋尿可引发化学性前列腺炎。

3. 饮食护理

（1）湿热下注者饮食宜清淡，多食苦瓜、赤小豆、鲤鱼、冬瓜、西瓜、雪梨等清热燥湿利尿之品，戒烟酒，忌辛辣、煎炸、肥甘等助生湿热之品。

（2）气滞血瘀者应多喝水，饮食以清淡、素食、易消化为主，忌生冷辛辣食物，可酌情少量饮酒。

（3）肾阳亏虚者可多食牛羊肉、动物内脏、鸡肉、虾等补阳，忌生冷辛辣刺激食物。

4. 情志调护

（1）多数患者均对自己的病情过度关注，而产生焦虑、抑郁和烦躁的情绪，往往会辗转多家医院看病。在临床护理工作中，应尽量消除患者过度关注的情绪，以避免患者精神症状的加重。

（2）耐心开导，及时解除患者对病情的误解，详细告知病情预后及转归，适时转移患者的注意力，合理的心理疏导对于患者病情的转归至关重要。

（3）针对不同的患者制订不同的护理方案，根据治疗中出现的情况及时做出相应的调整。护士应根据每个人的情况与其进行情感交流，保护患者隐私，合理劝导，鼓励其树立康复的信心，消除焦虑、紧张的情绪。

（4）教会患者放松疗法，如深呼吸、听舒缓的音乐等。

5. 用药护理

（1）口服中药者，注意观察有无恶心、呕吐等胃部或上腹部不适，有无腹痛、肛门不适及腹泻等症状；严重不能耐受者应告知医生处理。

（2）应用前列安栓等塞肛者，注意观察有无腹泻等症状，便后及时清洁会阴部，必要时告知医生。

（三）症状护理

1. 疼痛

（1）评估疼痛的部位、性质、程度，急性期卧床休息，避免剧烈运动。

（2）穿着宽松、质地柔软的衣裤，避免穿紧身衣裤摩擦会阴部。

（3）遵医嘱予以热疗，部位为耻骨上脐下区，隔天 1 次；每晚入睡前给予前列安栓 1 枚纳肛。

（4）必要时家属陪伴患者，给予情感支持，告知患者不良的情绪会加重疼痛，引导患者进行感兴趣的娱乐活动以分散注意力。

2. 排尿障碍

（1）指导患者多饮水，每天摄入量大于 3 000mL，有冲洗尿道的作用。

（2）可建议患者每次排尿均采取蹲式，不可坐式，不可用力，适当增加腹压，使残留在膀胱及前列腺尿道内的尿液充分流出。

（3）向患者解释精神紧张对排尿的影响，可进行腹部热敷、听流水声等促进排尿。

（4）若为盆底肌疼痛引起的排尿困难，遵医嘱给予高频热疗、中药坐浴及止痛药。

五、健康教育

1. 相关疾病知识的介绍

（1）循序渐进地向患者讲述前列腺炎的相关知识，注意保护患者隐私，引导患者树立正确认知，彻底消除患者疑虑，调动其主观能动性，以积极的心态配合治疗。

（2）告知患者虽然前列腺炎可能导致不育、前列腺癌；慢性前列腺炎易发生前列腺增生，可能会导致前列腺增大而发生急性尿潴留等疾病，但积极配合治疗，前列腺炎是可以治愈的。

（3）让患者认识到慢性前列腺炎的有些症状是自己过度焦虑造成的，而且这种情况会和病情相互促进，形成恶性循环。

2. 预防前列腺炎复发

（1）注意个人卫生，勤换内衣裤，保持会阴部清洁，避免感染。

（2）饮食结构合理，饮水充足，不憋尿。

（3）注意保护会阴部，避免外伤、长时间骑跨动作，如骑车等。

（4）避免冶游。

3. 心理指导

（1）鼓励患者及家属，帮助其树立战胜疾病的信心，避免其情绪低落、焦虑。

（2）运用聚焦解决模式耐心倾听患者及其家属的诉求，了解其需求并与患者及其家属共同决策解决。

（3）让患者感觉到自己既是疾病治疗的施行者也是疾病治疗的接受者，医护人员怀着欣赏的心态善待患者，充分肯定患者前期成功的同时，并提出下个阶段建设性的治疗方案，促进患者完全康复。

（4）“疑病素质”患者会整日集中感觉症状，从而主观上放大症状和派生出新的症状（如失眠等），焦虑情绪或强迫思维由此而生，对此可运用森田心理疗法进行调节疏导。

（5）医务人员多与性格内向的患者及家属沟通，鼓励其表达自己的感受和不适症状。

4. 康复训练

（1）帮助患者及其家属掌握前列腺自我按摩的方法，并要求患者每周按摩1~2次，每次按摩治疗至少间隔3天以上。

（2）指导患者掌握提肛运动的方法，并要求患者每天至少锻炼4次；争取患者家庭的理解和支持，并对其家属进行教育，指导患者建立和谐的家庭关系。

六、出院指导

（1）以诱导方式了解患者的生活习惯，及时纠正其不健康行为，指导其建立健康的生活方式。如戒酒，禁忌辛辣刺激食物；防寒保暖，避免久坐阴凉地方、涉水淋雨、前列腺部受凉；适度的性生活，避免冶游；保证充分休息，避免过度劳累。

（2）指导患者严格遵医嘱用药并坚持治疗，不能自行停药或更换药物。

（3）家庭情感干预。对患者的家属进行家庭支持相关知识的教育，指导家属多与患者沟通，给予患者情感及生活上的支持。

（4）职业为司机、飞行员等的患者建议避免久坐，加强体育锻炼。

（5）急性前列腺炎预后较好，指导患者出院后避免诱发因素等。慢性前列腺炎患者迁延不愈影响生活质量，应更加关注心理状态及治疗依从性方面。

（6）指导患者获得相关健康咨询的途径，如医院健康讲座、健康教育门诊、相关网站等。不要轻易相信夸大宣传效果的广告，切勿“乱投医”，去正规医院进行诊治。

（7）老年患者运动每周5~6次，每次30~40分钟，运动强度以患者有轻微疲劳感为限。

第四节　前列腺增生（精浊病）

前列腺为男性附性腺中最大的不对称的实质性器官，正常大小为左右径约3.5cm，上下和前后径约2.5cm，上端宽大邻近膀胱颈，形似板栗。良性前列腺增生俗称前列腺肥大，是老年男性最常见的泌尿外科疾病，实际是前列腺细胞增生导致泌尿系梗阻而出现的一系列临床表现病理生理改变。尿频为前列腺增生最早表现，首先为夜间尿频，其后白天也出现尿频，随着病情的发展，最后会出现进行性排尿困难，甚至出现上尿路损害而威胁生命，也严重影响着中老年男性的生活质量。前列腺增生的发病率随着老年男性年龄的增长而增加，即60岁以上的人发病率约60%，70岁以上的人发病率约70%。

一、诊断

（一）西医

前列腺增生患者一般早期表现为排尿次数增多，夜里更为明显。久之，可导致膀胱颈充血水肿，排尿更加无力，排出的尿线纤细、分叉，有时尿不成线，滴沥而出。后期如果残余尿的量与正常的膀胱容量相等，就会自动溢出尿液。

直肠指诊可发现前列腺增大，中间沟消失或隆起，应注意有无坚硬结节，是否存在前列腺癌。B超可检查前列腺大小、结构是否异常及膀胱有无残余尿等。CT及MRI有助于鉴别前列腺癌。尿流率检查可了解排尿梗阻程度。

（二）中医

“癃闭”，最早见于《内经》，《素问·宣明五气篇》提出“膀胱不利为癃，不约为遗溺”，指癃闭是以排尿困难，甚至尿闭不通为主症的一类病证。《医宗金鉴》“茯苓甘草汤方”方解：“去大枣芍药者，因有小便不利之里，恐滞敛而有碍于癃闭也。”明李时珍《本草纲目·草七·通草》引李杲曰：“膀胱受湿热，癃闭约缩，小便不通，宜此治之。”

二、分型分类

（一）西医

1. 分类

按叶分布的趋向，前列腺增生分为8种不同的类型。

（1）侧叶增生，产生前列腺尿道段受压，变形，弯曲，该型占4.41%。

（2）后联合或中叶增生，突出至膀胱，使膀胱三解区底部抬起，此型占13.96%。

（3）侧叶、中叶增生，突向膀胱及尿道，此型占17.12%。

（4）颈下叶增生，突向膀胱，呈悬垂状，此型占30.14%。

（5）侧叶及颈下叶增生，此型占21.62%。

（6）侧叶、中叶及颈下叶增生。

（7）前联合增生即前叶型。

(8) 三解区下叶增生。

2. 分期

(1) 第一期(轻度),患者排尿困难,尿频,夜尿增多、排尿无力,膀胱壁因排尿费力而出现小梁,但是没有残余尿。

(2) 第二期(中度),膀胱逼尿肌开始代偿不全,不能将尿液完全排出而出现残余尿,常常易合并发生慢性细菌性膀胱炎。

(3) 第三期(重度),由于长期排尿费力,引起膀胱排空功能减退发生尿潴留、肾功能不全。

(二) 中医辨证

(1) 湿热蕴结证。排尿困难,小便不畅,点滴而下。继而出现尿频、尿急,排尿灼痛感,小腹胀痛,大便秘结。舌红、苔黄腻,脉滑数。

(2) 气血瘀滞证。夜尿频多,小便不畅,或尿线变细,或尿流分叉,或时断时续,或点滴而下,情绪抑郁,小腹胀痛。舌暗、苔薄白,脉弦涩。

(3) 脾气虚弱证。时欲小便,而欲解不得,或量少而不爽利,腹重肛坠,似欲大便,神疲气短,身体倦怠,舌质淡,脉缓弱。

(4) 阴虚火旺证。小便频数,淋漓不畅,时发时止,遇劳即发,经久不愈,伴有头晕耳鸣,口干便燥,舌红苔少,脉来细数。

(5) 肺气郁闭证。小便不通,少腹胀满,寒热咳嗽,茎中作痛,口渴喜饮,脉来沉数,苔薄微黄。

(6) 肾阳虚衰证。排尿无力,滴沥不爽,尿液澄清,面色皖白,神疲气弱,倦怠无力,肢冷畏寒,腰膝酸困,舌淡苔白,脉沉细弱。

三、治疗措施

(一) 药物治疗

1. 治疗目标

(1) 基本目标:减低、阻滞、延缓前列腺增生,使前列腺体积缩小,从而减轻因前列腺增生所致梗阻引起的一系列症状,如尿频、尿急、排尿困难。

(2) 主要目标:延缓疾病的临床进展,防止因梗阻所致的尿潴留和肾功能衰竭等远期合并症。

2. 治疗时机

前列腺体积增大同时伴中重度下尿路症状 BPH 患者，具有 BPH 高临床风险的患者可以采用药物治疗。

3. 治疗原则

根据国际前列腺症状评分（IPSS 评分）及临床症状进行治疗。

（1）对轻中度的 BPH 患者可先用耐受性较好的植物药（如舍利通或通尿灵）治疗。

（2）前列腺体积小于 40mL 的有症状 BPH，或刺激症状明显但无严重并发症（如尿潴留、肾功能不全）的患者，则使用或合用 α 受体阻滞剂（如特拉唑嗪或坦索罗辛）。

（3）对中重度的 BPH，前列腺体积大于 40mL，梗阻症状明显且无并发症的患者，采用 5α-还原酶抑制剂保列治治疗，若刺激症状亦明显的患者，尚可合用 α 受体阻滞剂。

（二）手术治疗

1. 手术方式

（1）经尿道前列腺电切术（TURP）：BPH 治疗的“金标准”。

（2）经尿道前列腺切开术（TUIP）。

（3）开放性前列腺摘除术。

2. 治疗目标

（1）基本目标：解决下尿路症状及其对生活质量所致的影响。

（2）主要目标：防止因梗阻所致的尿潴留和肾功能衰竭等远期合并症。

3. 治疗时机

具有中重度 LUTS 并已明显影响生活质量的 BPH 患者，药物治疗效果不佳或拒绝药物治疗的患者。

4. 治疗原则

（1）有下尿路梗阻症状，尿流动力学检查已明显改变，或残余尿在 60mL 以上。

（2）不稳定膀胱症状严重。

（3）已引起上尿路梗阻及肾功能损害。

（4）多次发作急性尿潴留、尿路感染、肉眼血尿。

（5）并发膀胱结石者。对有长期尿路梗阻，肾功能已有明显损害，严重尿路感染或已发生急性尿潴留的患者，应先留置导尿管解除梗阻，待感染得到控制，肾功能恢复后再行手术。如插入导尿管困难或插管时间长已引起尿道炎时，可改行耻骨上膀胱穿刺造瘘。

四、护理措施

（一）护理评估

1. 健康史（生活史）

（1）年龄。了解患者年龄是否大于 50 岁。

（2）了解患者发病前的生活及饮食习惯，有无大量饮酒及吸烟、爱好辛辣饮食等；是否喜爱久坐及长久憋尿；有无不适当性活动；是否注意个人卫生等。

（3）职业。了解患者的职业性质，如办公室工作者患病率高于室外工作者，城市居民高于农村居民。

2. 心理社会评估

（1）了解患者在发病前有无不良的精神刺激，是否处在持续的精神紧张状态，如长期工作压力、焦虑、紧张等。

（2）了解患者的文化素养、家庭背景、经济条件、医疗保障及家庭社会人际关系，以及家庭主要成员对患者的关心支持力度等。

（3）注重了解患者对疾病的认知程度，所持态度及心理承受能力等。

3. 身体状况

（1）了解患者的各项生命体征、精神和神志反应，尤其要注意患者的排尿情况，如有无排尿无力、尿潴留等。

（2）了解患者是否有排尿不尽感、是否间断性排尿。

（3）了解患者是否排尿不能等待，即不能憋尿；是否排尿后 2 小时又想排尿，即尿频。

（4）了解患者是否尿线变细变软；是否有尿急，但不能迅速排出，排尿不如以前通畅，时间长，有尿不尽感，尿排困难等表现。

（5）了解患者是否夜尿增多；是否小便失禁，特别是在睡眠中遗尿。

（6）了解患者是否不能自行排尿；是否出现性欲亢进，出现阴茎频繁勃起，但无性的欲望。

（7）了解患者是否腰痛，会阴、腹股沟、睾丸部不适；是否尿道口灼热刺痛并有分泌物。

（8）了解患者是否出现氮质血症，有食欲减退、恶心、呕吐、贫血等症状。

（二）一般护理

1. 病室要求

病室宜安静、无噪声，整洁、舒适，空气清新，光线柔和，温湿度适宜。室内可适当加以隔音防噪设施。并可在室内放置鲜花或盆景等物，为患者创造一个良好的休息环境。

（1）对于湿热蕴结的患者，病室宜保持安静、整洁，空气流通，温湿度适宜。

（2）对于气血瘀滞的患者，病室宜保持安静、整洁，空气流通，注意保暖。

（3）对于脾气虚弱和肾阳虚衰的患者，病室应安静，注意保暖，光线宜略偏暗；对于阴虚火旺的患者，病室宜凉爽湿润。

（4）对于肺气郁闭的患者，病室宜温暖干爽，谨防潮湿。

2. 生活起居护理

（1）患者生活起居要有规律。应注意劳逸有度，动静结合，谨防过劳。要做到寤寐有时，保证充足的睡眠。患者睡眠欠佳时，可遵医嘱临时服用镇静剂或安眠药。

（2）根据病情适当控制探视人员及时间，安静的环境有助于患者休养，噪声的刺激常使患者心烦意乱，不利于疾病恢复。

（3）病室内常有各种排泄物等秽浊之气，影响患者食欲和休息。因此，要经常通风换气，保持室内空气新鲜，并保证病房阳光充足。

（4）患者不宜久坐或长久憋尿，应鼓励患者少坐多走，有尿及时排出。

（5）指导患者进行晨练保健操。晨练时以大树或建筑物墙体为撞击依托物，背向被撞击物，用臀部撞击，撞击速度以2~3秒1次为宜，每次撞击以感到臀部震动为适度，循序渐进，每次撞击20~50下，锻炼次数不限，臀部撞击活动有促进前列腺血液循环的作用。

（6）指导患者采用坐浴疗法。

1）将40℃左右的水（手放入不感到烫）倒入盆内，约半盆即可，每次坐10~30分钟，水温降低时再添加适量的热水，使水保持有效的温度，每天1~2次，10天为1个疗程。

2）热水中还可加适当的芳香类中药，如苍术、广木香、白豆蔻等，可提高疗效。

（7）应根据患者的病情，适当组织康复期患者参加户外活动，如慢跑、快步走、打太极拳、散步、做医疗体操等。

3. 饮食护理

患者饮食宜清淡，易消化，少食多餐。可多食富含维生素的蔬菜、水果以防止便秘。宜少食辛辣、肥腻、生冷、钠盐等刺激性的食物，忌烟酒，鼓励多饮水。

（1）湿热蕴结的患者宜食偏凉、清热利湿之物，如绿豆、红点、黄瓜、薏苡仁、苦瓜、冬瓜、芹菜、芥蓝等；忌辛辣刺激性食物，戒烟酒，鼓励多饮水。

（2）气血瘀滞的患者宜食调理气血、活血散瘀之物，如桃仁、山楂、黑木耳等。忌食辛辣刺激性之物，适当限制水的摄入。

（3）脾气虚弱的患者宜健脾和胃，食疗以避免冷热一起吃和尽可能少吃生冷食物为主，多喝大米粥，如党参粥、薏苡仁粥、茯苓饼，多食红小豆、冬瓜等。忌食油腻肥甘厚味、生冷、烟酒等物。

（4）阴虚火旺的患者宜食滋阴、养阴清热之物，如大米粥、鲜百合、麦冬、芝麻、糯米、蜂蜜、甘蔗等，应以清淡为主，忌食辛辣，少吃油腻鱼腥和煎炸之物，多吃水果蔬菜。

（5）肺气郁闭的患者宜进食开郁宣肺的食物，如杏仁粥、萝卜、生姜汁等，忌食辛辣，多吃水果蔬菜。

（6）肾阳虚衰的患者宜进食温肾壮阳的食物，如粳米、糯米、莜麦、扁豆、菜花、胡萝卜、香菇、豆腐、马铃薯、红薯等。

4. 情志护理

了解患者思想动态，及时进行恰当的心理疏导和必要的疾病健康知识教育，提高患者对疾病的认识，尤其对于肺气郁闭的患者，更应向患者说明自我情感调节的重要性。指导患者调畅情志，轻松工作、学习、生活，以转移患者对疾病的注意力和缓冲不良情绪的影响，尽可能远离应激状态，使自己处在和谐环境中，尽可能消除一切压力。

5. 给药护理

（1）遵医嘱及时给予前列腺增生药物，并应向患者及家属介绍药物的性能、作用及用药方法和注意事宜。

（2）遵医嘱予以中药通淋方（包括王不留行、水蛭、地鳖虫、肉桂、穿心莲），中药汤剂宜饭后温服，注意观察服药后的排尿情况。

（3）中西药同用者，须间隔 1 小时服用，以利药效及不良反应的观察，及时纠正不良反应。

（三）症状护理

1. 尿频、尿急、尿痛

（1）观察患者排尿的次数及排尿情况，急性期或发作期要卧床休息，进食清淡富有营养的食物，补充多种维生素，多饮水，每天饮水量至少 2 000mL，使尿量增多以冲刷尿路。

（2）尿痛不适的患者应多饮水，可饮白开水或茶水，使尿量增多以冲刷尿路，这是减轻尿路刺激征的重要措施。另外，分散患者注意力，听音乐、做松弛术或与患者谈话，可使排尿次数减少。

（3）如疼痛可指导患者进行膀胱区热敷或按摩，以缓解疼痛，不可因为尿痛而憋尿。

（4）保持会阴部清洁干燥，如尿湿裤子应及时更换。

（5）遵医嘱予穴位贴敷治疗，取神阙、关元、中极等穴，每天 1 次。

2. 夜尿增多、急迫性尿失禁

（1）观察患者夜尿的次数及排尿情况，并做好记录，及时报告医师并遵医嘱给予处理。

（2）注意自我保健，加强身体锻炼，提高机体抗病力，预防感冒，防止复感外邪加重病情。预防泌尿系统感染，合理使用抗生素，鼓励患者多饮水，每天 2 500~3 000mL 以上，达到“内冲洗”的目的。

（3）清淡饮食，禁酒及辛辣刺激之物，以免引起前列腺充血；节制房事，禁忌性交中断，可减轻前列腺充血。

（4）每天睡前热水坐浴，定期进行前列腺按摩，可促进血液循环，有利于炎性分泌物排出。

（5）加强健康教育，消除患者的不良情绪，教会患者放松技巧，转移分散注意力，密切配合医护人员工作，减少急迫性尿失禁的发生。

（6）避免劳累、情绪激动、精神紧张、环境嘈杂等不良因素。

3. 排尿无力、尿线变细和尿滴沥

（1）观察患者排尿情况，准确记录尿量。

（2）指导患者放松心情，可通过听流水声来帮助排尿。

（3）保持会阴部清洁干燥，如尿湿裤子应及时更换。

（4）观察少腹胀急情况，遵医嘱予穴位敷贴治疗，取神阙、关元、中极等穴，每天 1 次。

（5）可将食盐炒热用布包敷脐部，同时配合按揉少腹部，促使排尿。

4. 尿潴留

（1）安慰患者，消除其紧张焦虑的情绪，提供隐蔽环境，取适当体位，听流水声诱导排尿。

（2）可将食盐炒热用布包敷脐部，同时配合按揉少腹部，促使排尿。

（3）遵医嘱予督灸治疗，取神阙穴，每天 1 次。

（4）遵医嘱予艾条熏灸治疗，取神阙穴、双侧足三里穴，每天 1 次。

（5）如经上述方法无效时，可采取导尿术。

（四）手术护理

（1）留置尿管护理。保持留置尿管引流通畅，妥善固定，防止扭曲受压，尿袋高度不可超过耻骨联合水平。术后留置尿管时间一般为4~5天，拔除尿管前均须间断夹管，每2~3小时放尿1次，以起到训练膀胱功能的作用。

（2）膀胱冲洗护理。保持膀胱冲洗通畅，定期由远端向近端挤压导尿管，防止导尿管堵塞，膀胱冲洗时尿管下端打开，如冲洗过程中尿管下端无冲洗液流出，且患者感觉腹胀腹痛时，应立即停止膀胱冲洗，查找原因，挤压并冲洗导尿管。根据冲洗液的颜色深浅调节膀胱冲洗速度，色深则快，色浅则慢。如血尿颜色深红或逐渐加深，说明有活动性出血，应及时报告医生进行处理。膀胱冲洗液温度保持在32~35℃。

（3）饮食护理。术后当日禁食，次日进流质饮食，推荐饮食为米汤、菜汤，以菜汤为佳，逐渐过渡至半流质饮食，推荐饮食为稀饭、面条或菜汤泡馒头，第4天进普通饮食，忌生冷干硬食物。逐渐过渡到高蛋白质、高热量、易消化的饮食。应多食水果、蔬菜，多饮水，保持大便通畅，避免大便干燥。

（4）盆底肌肉训练。术后尿色变清后即可行提肛锻炼，以增加尿道括约肌收缩力。有效方法：深吸一口气，同时收缩上提肛门肌肉，坚持6~10秒，然后呼气。重复进行，每次5~10分钟，每天2~3次，循序渐进。

（5）TURP综合征。稀释性低钠血症是术中、术后易发生的一种吸收性并发症，表现为恶心、呕吐、腹胀、高血压等，甚至发生呼吸困难、发绀、视觉丧失及昏迷等。处理措施：①减少冲洗液的吸收，选择等张或稍低张溶液，如5%葡萄糖溶液等，术后确保引流通畅，防止因引流不畅而增加膀胱压力，从而增加冲洗液的吸收。②监测前列腺电切综合征症状，对电切时间大于90分钟或前列腺被膜切穿的患者，应监测中心静脉压和血气、尿量及心脏情况。对术后早期有恶心、呕吐、低血压或高血压、意识障碍的患者，应及时监测电解质及血浆渗透压。

（6）管道堵塞。术后根据冲洗液的颜色调节冲洗速度，如出血多时冲洗速度可成直线。及时冲洗，预防血液形成血凝块，加强引流管的挤压，及时将细小的血凝块排出体外。如发现管道堵塞，应用注射器加压反复冲洗膀胱及回抽，将引流管周围的血块或组织碎片抽吸出来，直至冲洗液澄清为止。

（7）膀胱痉挛。多发生于术后3天内，以24小时内最为严重。处理措施：①积极镇痛、止血。②及时调整导尿管、牵引力度。③术后冲洗液的温度应保持在 32~35℃，尤其冬天应减少寒冷刺激。④消除紧张因素，使患者全身放松。⑤术前积极预防尿路感染亦是减少术后膀胱痉挛的有效方法。

五、健康教育

（一）向患者及家属讲解疾病的相关知识

1. 前列腺的功能

（1）具有外分泌功能。前列腺是男性最大的附属性腺，亦属人体外分泌腺之一。它可分泌前列腺液，是精液的重要组成成分，对精子正常功能具有重要作用，前列腺液的分泌受雄性激素的调控。

（2）具有控制排尿的功能。

（3）具有运输功能。

2. 影响前列腺增生的危险因素

（1）长期患有某些慢性疾病，尤其是内分泌或新陈代谢方面的疾病。

（2）长期过度劳累或缺乏营养等，都会导致身体各个脏器功能衰竭、内分泌系统功能减退及性激素代谢紊乱，都有诱发前列腺增生的可能。

（3）不合理的膳食结构：长期饮酒，长期吃辛、辣、酸、凉等刺激性较强的食物。

（4）不良的生活习惯：有经常或严重受寒、受凉、受湿情况，性欲旺盛或性生活过度频繁，过分肥胖，高血压及缺乏体育锻炼都可能导致前列腺组织的持久与广泛淤血，以及引起前列腺局部血液循环障碍，可能诱发前列腺增生。

（5）不良的社会心理因素：紧张、愤怒、悲伤、焦虑等各种情绪反应常可以使神经内分泌功能改变，易引起前列腺增生。

3. 常用前列腺增生药物的副作用及注意事项

（1）常用前列腺增生药物的副作用：植物药如舍利通或通尿灵能产生轻微低钠、低钾等症状；α 受体阻滞剂如特拉唑嗪或坦索罗辛可产生头晕、头痛、乏力、血压下降、心率增快等症状；5α-还原酶抑制剂如保列治能引起乳房增大或压痛、皮疹等。

（2）用药注意事项：药物应遵医嘱调整剂量，不可自行增减或突然撤换药物，药物使用一般从小剂量开始，服药期间应随时观察排尿情况。

（3）用药后如果感到头痛、恶心、呕吐、皮疹等不适，应告知医生，立即停药，对症处理，再予其他药物治疗。

4. 前列腺增生的饮食禁忌

（1）饮食上注意少食甜、酸、辛辣食品，刺激性食物可影响前列腺血液循环，导致前列腺增生。

（2）忌烟：香烟中的烟碱、焦油、亚硝胺类、一氧化碳等有毒物质，不但可以直接毒害前列腺组织，而且还能干扰支配血管的神经功能，影响前列腺的血液循环，也可以加重前列腺的充血。

（3）忌酗酒：酒有扩张血管的作用，长期饮酒，前列腺炎就不容易治愈，即使治愈也非常容易复发。

5. 高血压对人体健康的危害

（1）前列腺疾病均可引起尿频、尿急、尿痛、排尿困难、夜尿增多、会阴部触痛等令人苦恼不安的症状，病情严重者会造成性功能障碍，给患者日常生活、工作带来不便和痛苦。

（2）前列腺疾病可导致不育，由于前列腺有问题，精子存活率不高，导致精子数量减少而引起久婚不育。

（3）前列腺疾病容易引起早泄、遗精、血精、性欲减退、阳痿、丧失性功能；慢性前列腺炎、前列腺增生如不及时治疗，容易转变为前列腺肿瘤，其治疗更难，危害性更大。

（二）教会患者 IPSS 评分方法

在过去 1 个月有否以下表现：

（1）是否经常有尿不尽感？

（2）2 次排尿时间是否经常少于 2 小时？

（3）是否经常有中断性排尿？

（4）是否经常有憋尿障碍？

（5）是否经常有尿线变细现象？

（6）是否经常需要用力使劲才能排尿？

（7）从入睡到早起一般需要起来排几次尿？

六、出院指导

（1）多饮水，每天饮水量2 000~3 000mL，保证每天足够的尿量，多饮水能起到内冲洗的作用。

（2）饮食应以清淡、易消化为佳，多食蔬菜水果，少食辛辣刺激性食物，戒烟酒。

（3）忌长时间憋尿，以免损害逼尿肌功能。

（4）调节情绪，放松心情。适度进行体育活动，有助于机体抵抗力的增强。

（5）进行了前列腺电切术的患者术后1~2个月内避免过度劳动，防止感冒，忌烟酒，忌食刺激性食物，以防继发出血。

（6）前列腺电切术后多数膀胱功能低下，术后3~6个月仍有溢尿现象，因此需要进行肛门括约肌的收缩功能训练，吸气时缩肛，呼气时松肛，以尽快恢复尿道括约肌的功能。保持小便通畅，防止膀胱内压力增高继发出血。

（7）前列腺创面修复时间为3~6个月，在此期间不提过重物品，不骑自行车，避免久坐硬凳。

（8）由于手术后期有延期出血和感染的可能，因此患者要随时注意观察有无异常情况，如尿急、尿痛、血尿、夜尿、尿线粗细如何、尿内有无灰白色组织小块等，如有上述情况则应及时返回医院复诊，不可拖延。

（9）生活中注意遵医嘱用药，定期检查坚持以健康为中心，坚持合理膳食（低盐、低脂、七分饱），坚持运动（最好的运动是步行）。

参考文献

［1］杨琳，王琳琳，熊燕．实用临床护理操作技术［M］．南昌：江西科学技术出版社，2020.

［2］谢小华．急诊急救护理技术［M］．长沙：湖南科学技术出版社，2020.

［3］钟印芹，叶美霞．基础护理技术操作指南［M］．北京：中国科学技术出版社，2020.

［4］郭锦丽，王香莉．专科护理操作流程及考核标准［M］．北京：科学技术文献出版社，2017.

［5］曾夏杏，岳利群，谢小华．护理技术操作流程图解［M］．北京：科学出版社，2016.

［6］赵佛容，温贤秀，邓立梅．临床护理技术操作难点及对策［M］．北京：人民卫生出版社，2016.

［7］李亚敏．急危救治护士临床工作手册［M］．北京：人民卫生出版社，2018.

［8］吴惠平，付方雪．现代临床护理常规［M］．北京：人民卫生出版社，2018.

［9］叶文琴，王筱慧，李建萍．临床内科护理学［M］．北京：科学出版社，2018.

［10］孙宏玉，范秀珍．护理教育理论与实践［M］．北京：人民卫生出版社，2018.

［11］李庆印，陈永强．重症专科护理［M］．北京：人民卫生出版

社，2018.
［12］谢萍．外科护理学［M］．北京：科学出版社，2018.
［13］王建英，王福安．急危重症护理学［M］．郑州：郑州大学出版社，2018.
［14］赵艳伟．呼吸内科护理工作指南［M］．北京：人民卫生出版社，2016.
［15］沈翠珍．内科护理［M］．北京：中国中医药出版社，2016.
［16］孟共林，李兵，金立军．内科护理学［M］．北京：北京大学医学出版社，2016.
［17］陆一春，刘海燕．内科护理学［M］．北京：科学出版社，2016.
［18］王骏，万晓燕，许燕玲．内科护理学［M］．大连：大连理工大学出版社，2016.
［19］刘玲，何其英，马莉．泌尿外科护理手册［M］．北京：科学出版社，2015.
［20］李卡，许瑞华，龚姝．普外科护理手册［M］．北京：科学出版社，2015.
［21］丁淑贞，张素．ICU 护理学［M］．北京：中国协和医科大学出版社，2015.